U0121670

大展好書　好書大展
品嘗好書　冠群可期

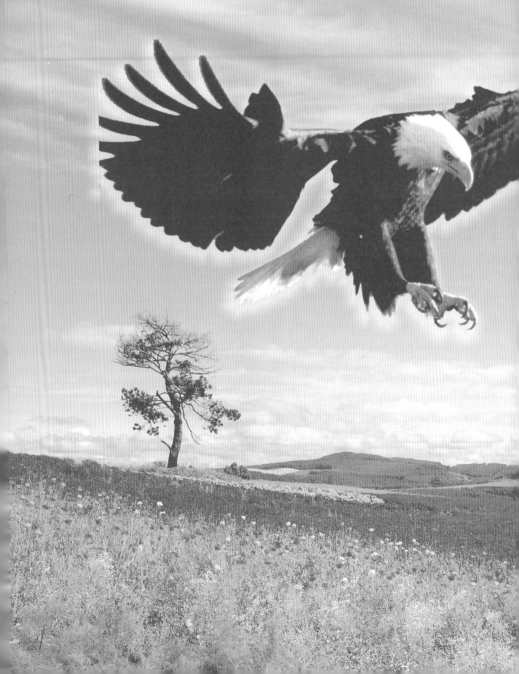

大展好書　好書大展
品嘗好書　冠群可期

休閒保健叢書：47

閉目養神身心療法

中醫臟腑經絡調理

張海生　著

品冠文化出版社

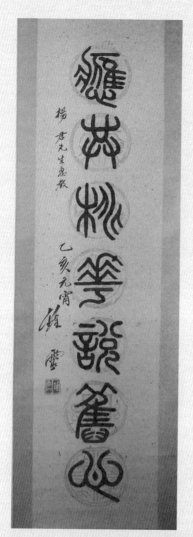
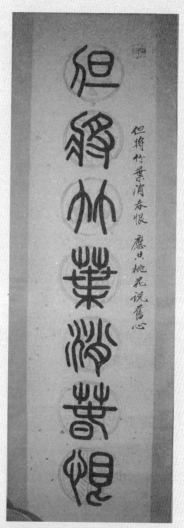

著名藝術家鍾靈先生為六代家傳中醫楊軍老師題寫對聯：
但將竹葉消春恨，應供桃花説舊心

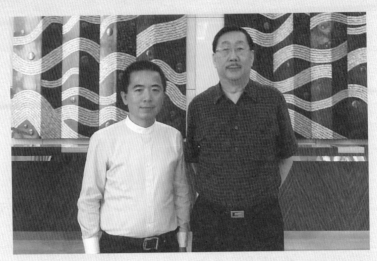

作者與導師美國哈佛大學替代醫學中心主任李豫偉教授的合影

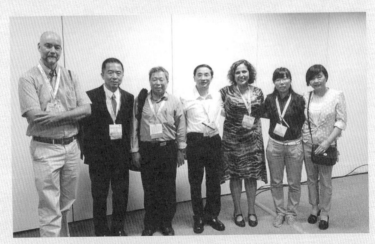

作者與導師中國中醫科學院廣安門醫院副院長汪衛東教授（左三）等人
在美國第十屆世界中醫藥大會上的合影

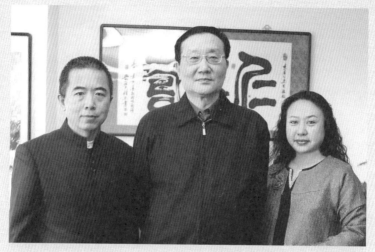

作者與中華慈善總會李本公會長（中）、張倩玉副會長（右）的合影

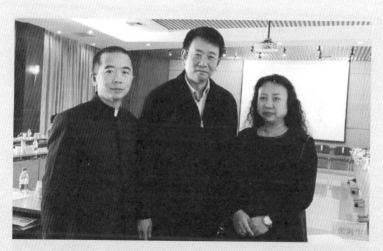

作者與中國新常態智庫研究院彭真懷院長（中）的合影

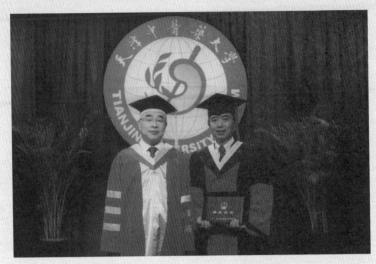

作者與中國中醫科學院院長張伯禮院士的合影

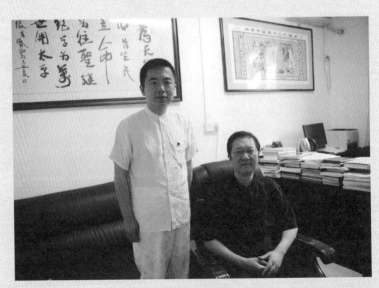

作者與導師張其成教授的合影

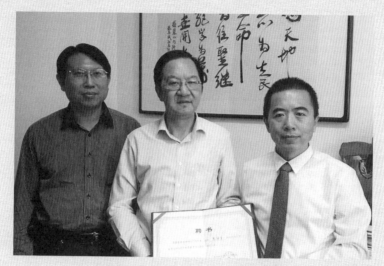

作者受聘為北京中醫藥大學國學院特聘講師

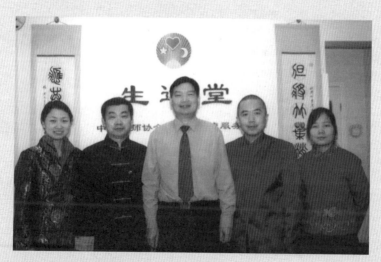

作者與人民軍醫出版社原社長齊學進將軍（中）等人的合影

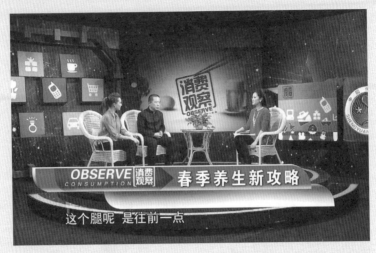

北京電視台《春季養生新攻略》欄目

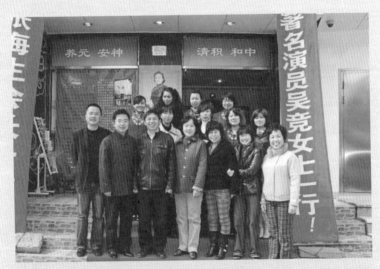

作者與上海市政治協商委員會常務委員、上影集團著名演員吳競等人的合影

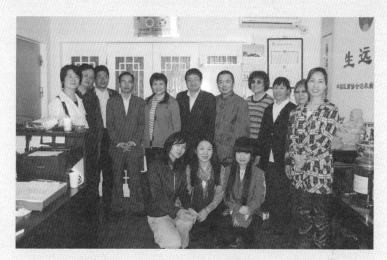

作者與北京中醫藥管理局屠志濤局長等人的合影

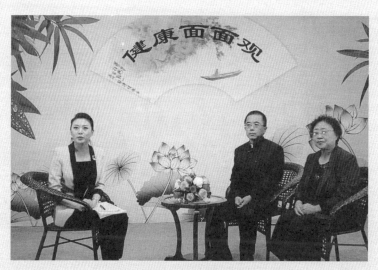

北京衛視《健康面面觀》講座

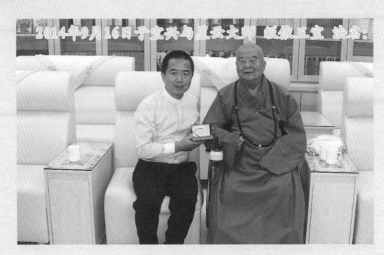

作者與星雲大師在宜興

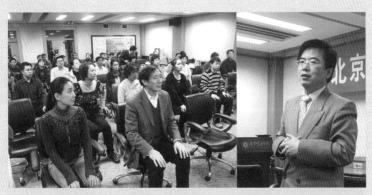

作者在北京大學講授閉目養神自然療法，北京大學副校長張國有教授在坐

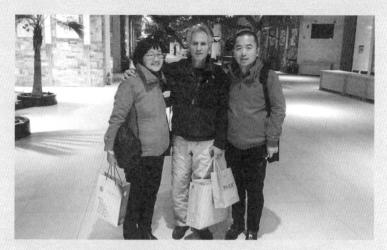

作者與美國靜觀減壓創始人卡巴金博士（中）的合影

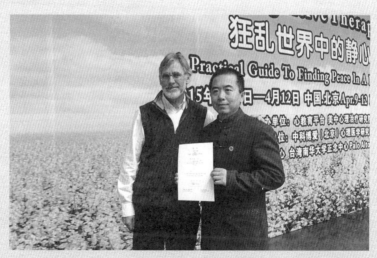

作者與牛津大學正念認知療法創始人威廉姆斯教授的合影

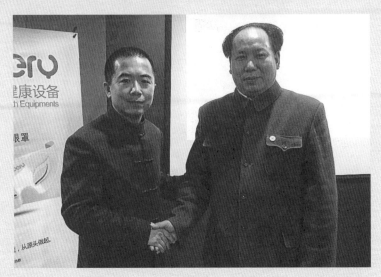

作者與毛澤東的扮演者東方子老師的合影

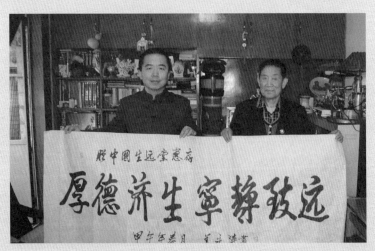

作者與原全國工商聯合會副主席姜永濤老師的合影

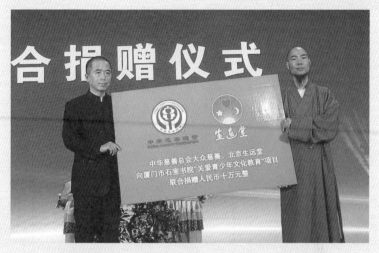

中華慈善總會大眾慈善基金會與北京生遠堂向廈門石室書院
「關愛青少年文化教育」項目聯合捐贈

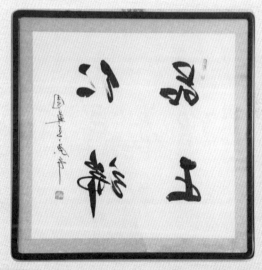

全國人大代表周森題贈（左手反書）：品上仁端

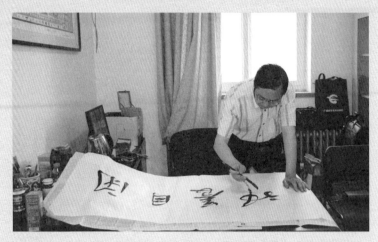

北京中醫藥大學國學院院長張其成教授為本書題寫書名《閉目養神》

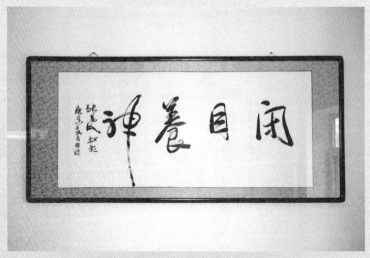

北京中醫藥大學國學院院長張其成教授為本書題寫書名《閉目養神》

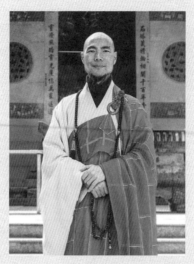

釋忠明法師照

身心自然療法叢書編輯委員會主任、
廈門市石室書院院長、廈門石室禪院住持釋忠明法師簡介

1973 年生於浙江省寧波市寧海縣，從小在寧海縣福泉寺學佛。

1991 年在寧海縣福泉寺出家。

1997 年廈門市閩南佛學院本科畢業，禮請到海滄石室禪院任住持。

2000 年創立廈門市石室禪院慈善功德會，並任會長。

2003 年臨濟宗第四十五世傳人，台北湧泉寺上界下雲大和尚傳忠明寂皓為臨濟宗
　　　第四十六世傳人。

2005 年委任為廈門市天竺山真寂寺住持。

2008 年臨濟宗石佛派第四十八世傳人，浙江省寧海縣福泉寺上常下勝大和尚傳忠
　　　明成空為臨濟宗石佛派四十九世傳人。

2010 年受聘為廈門市佛教文化學會名譽會長。

2011 年當選為廈門市海滄區佛教協會會長。

2011 年當選為廈門市佛教協會副會長。

2013 年為仰宗九世傳人，虛雲老和尚弟子，安徽褒禪寺上紹下雲大和尚傳衍空忠
　　　明為為仰宗第十世傳人。

2013 年 7 月禮請為寧波市寧海縣福泉禪寺住持。

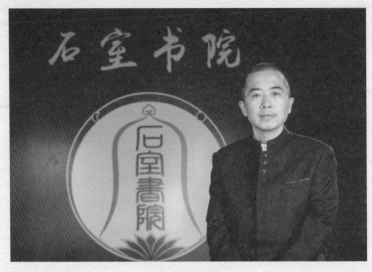

張海生博士照

身心自然療法叢書總主編張海生博士簡介

- ·醫學博士，擅長節氣養生、中醫正念減壓、推拿、佛醫養生與心法。
- ·美國哈佛大學醫學院博士後、哈佛大學醫學院訪問學者、北京中醫藥大學研究員。
- ·中國中醫科學院廣安門醫院中醫心理與睡眠醫學博士後。
- ·師從五代家傳中醫大夫楊玉峰老先生及六代家傳中醫楊軍老師。
- ·北京電視台、南京廣播電台養生嘉賓。
- ·北京生遠堂中醫研究院院長。
- ·全國保健服務標準化技術委員會專家，中國保健服務業國家標準行業分類組負責人。
- ·博士、博士後在讀期間共在 4 種核心期刊發表 7 篇論文，主編《佛醫養生秘訣》和《佛醫心法概要》；博士後師從中國中醫科學院廣安門醫院副院長汪衛東教授，研究方向：抑鬱症的中醫心理干預；博士師從天津中醫藥大學羅根海教授和北京中醫藥大學國學院院長張其成教授，研究方向為：中醫健康管理。

| 序一 |

世界替代醫學發展的核心
──中醫藥產業的國際化

美國哈佛大學替代醫學中心主任／李豫偉教授

替代醫學（Complementary and Alternative Medicine, 簡稱 CAM）20 世紀 70 年代在美國引領潮流，此後隨著美國使用人數的迅速增多及所治病種的不斷增加，相關的基礎研究和臨床試驗也相繼展開，並且在美國國家健康總署（簡稱 NIH）下開始設立專門的替代醫學研究機構（簡稱 NCCAM），2014 年更名為 National Center for Complementary and Integrative Health（簡稱 NCCIH）。

哈佛大學醫學院，在過去的 20 年裡，用分子生物學和多靶向技術研究中藥經方，是目前世界第一的研究中醫藥的團隊；過去的 20 年裡，獲得美國政府資助 2000 多萬美元，發表 120 多篇 SCI 文章，目前有 4 個引領世界中醫藥水準的經方已經在美國通過二期臨床，準備進入三期臨床。

我們在美國已經成立麻省整合醫學研究所（Massachusetts Integrative Medicine Institute，簡稱 MIMI），成立 MIMI 的目標是集現代醫學與中醫學（包括自然醫學、預防醫學及營養學等）為一體的非營利臨床研究所，以利於與哈佛大

學醫學院建立合作研究關係。

MIMI 的特色是提供專科專家專業化服務，以推動美國中西醫臨床邁入新一代的整合醫療體系。

MIMI 將聯合哈佛大學醫學專家與國內中醫藥大學專家的力量，強強牽手，為中醫藥國際化，提供一個研發及標準化的平台。

MIMI 是以哈佛大學醫學專家和接受過西方醫學教育的有經驗中醫師為主體的國際組織。

MIMI 中的大部分成員接受過中國國內的醫學教育和臨床實踐，知己知彼，可以使 MIMI 成為中美醫學交流的最佳橋樑。波士頓地區的民眾文化素質高，意識開放，對自然療法的基本理念接受程度很高（自然療法包括中醫藥的針灸、中草藥和功能性食品），因此對自然療法和整合醫學的理念都能理解和支持。MIMI 將發揮哈佛大學醫學專家和中國醫學專家的集體力量，為世界替代醫學的發展和中醫藥國際化而努力。

我的學生張海生博士推出的這套身心自然療法叢書，是以中醫藥和佛醫藥的身心自然療法為基礎，是現代替代醫學發展的核心，也是現代中西醫整合醫學的一個很好的內容，值得推廣和發揚光大。是以為序！

10/22/2015

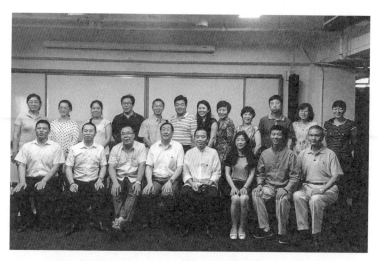

哈佛大學替代醫學中心主任李豫偉教授應邀赴北京大學講座

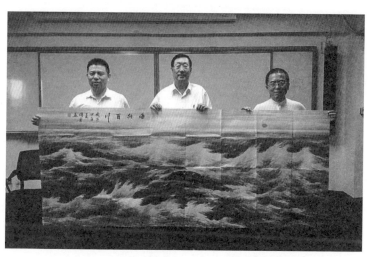

作者向哈佛大學替代醫學中心主任李豫偉教授贈送國畫

|序二|

人類最好的醫生是自己

世界自癒醫學聯合會理事長、
原中國人民解放軍第一軍醫大學校長／李康將軍

身心自然療法叢書旨在深度揭示妙藥即在體內、人類最好的醫生其實是自己，致力於宣傳身心療癒、自然療法、自然養生的健康生活方式，宣傳有機綠色食品、營養食療、保健養生調理等，促進健康養生產業發展，提高全民健康水準，推進中國經濟健康發展。

科學的身心自然療法，對於現代醫療技術是一個很好的輔助，對於普通的健康問題，身心療癒的自然療法常常可以起到安全、有效的作用。

我們努力透過宣傳介紹給人們如何採用正確的身心自然療法，以及簡單的操作技法如何達到簡單神奇的效果，如緩和放鬆的運動可以紓解壓力、高舉手臂的動作有助於保護背部、正確的睡姿可以消除疼痛、一些設計簡單的運動可以防治某些病患、身體出現的某些信號可能是疾病的警告、按摩或指壓某些特殊的位點可以使你遠離身體的問題。

世界自癒醫學聯合會推動和探討的整體自然醫學的核心，就是對人體自癒力的喚醒和運用。科學研究表明，

人類身體的生理作用，因為原本就具備解毒、排泄異物、免疫、組織再生等的自淨作用，所以幾乎所有疾病的症狀，都是為了治療身體的病狀所產生的自癒和自療能力。

　　我們力主透過促進和推廣這套身心自然療法以保障人類健康。希望這套世界身心自然療法叢書能夠幫助到更多的眾生。

｜序三｜
閉目養神與中醫心理學

中國中醫科學院廣安門醫院副院長／汪衛東教授

　　《黃帝內經》裡說：「神者，血氣也。」中醫學認為，神是人的生命活動現象的總稱，它包括精神意識、知覺、運動等在內，以精、血為物質基礎，是血氣、陰陽對立的兩個方面共同作用的產物，並由心所主宰。

　　可見，人體的精神活動正常與否，要以氣血的功能活動為前提，若氣血化生障礙，運行、輸布失調，皆可影響精神的活動。

　　《養老奉親書》中說：「主身者神。」而神則是由先天之精生成的，在人身居於首要地位。唯有神在，才能有人的一切生命活動現象，因此養生必須養神，既要注意形體健康，更要注重心理衛生。

　　實際上，養神與五臟的健康也是息息相關的。中醫認為五臟藏精而化生神。神是在全部生理活動的基礎上產生出來的最為高級的機能，即臟器間的整體協同作用是產生精神活動的先決條件，如果各臟器不能協調則不可能有正常的神志活動。

　　中國古代很多醫學家都把閉目靜坐、調養精神作為

防治疾病、保持健康、延年益壽的良策，主張「養生貴在養神」，古醫書《黃帝內經》中也說：「精神內守，病安從來？」可見養神在養生中十分重要。中國醫學認為，神是人的精神、生命、意識、思維活動，養神是讓精神、情志、思想保持淡泊寧靜的狀態。

　　我的博士後張海生主要從事抑鬱症的研究，閉目養神的過程實際也是修復人格的過程，他整理出來的這套家傳中醫閉目養神的方法，同時也可以作為消除疲勞、養生保健的措施之一。經常排除雜念、思想專一、靜養心神、閉目休息是調養精神的一種很好方法，只要一如既往，長期堅持下去，便可達到健康長壽的目的。

　　閉目養神，可在工作、學習間隙進行，也可換一安靜處閉目獨坐，排除一切外界干擾，放鬆思想感情，使大腦處於靜止狀態，無所思念，無所顧慮，安心養神。

　　是為序！

｜序四｜

閉目養神與中醫心理學

中國保健協會副理事長／李萍

　　現代醫學認為，人在閉目養神時，能減少大腦接觸外界 80%的訊息，避免一些不良的外界干擾；腦電波處於平靜狀態，有利於大腦的興奮和抑制功能保持平衡，使大腦得到最好的休息，從而提高大腦的指揮功能，讓身體的各個組織器官處於最佳狀態，於是生命力增強，疾病難以侵襲。所以閉目養神的方法是一個簡單有效又方便的方法，人人都可以隨時練習。

　　這個清靜養神的方法並不是要人無知無慾、無理想、無抱負，也不是人為地、過度地壓抑思想或毫無精神寄託的閒散空虛，而是主張專心致志，保持精神靜謐，「寡言語以養氣，寡思慮以養神」，避免「多思則神殆，多念則志散，多欲則志昏，多事則形勞」。

　　要做到少思寡慾，須有賴於思想的純正，克服個人主義、利己主義，提倡知足者常樂；在生活中，保持達觀的處世態度，避免無原則的糾紛。所以要做到心神寧靜，須注意閉目定志。眼為心靈之窗，閉目養神有利於心靜神凝，尤其在人精神緊張、情緒激動、身心疲勞的情況下，

閉目養神片刻，往往能使人心平氣和、思緒冷靜、精神內守、坦然舒暢。

張海生博士把楊軍老師這套家傳的中醫養生方法結合他自己的感悟整理出版，實在是一件有益大眾的事情，這個方法本身沒有任何的副作用。

衷心希望大家能夠按照書中介紹的方法去練習，只要能夠持之以恆地天天堅持，哪怕 10 分鐘或者 20 分鐘，也可以獲得好的收益，對身心健康、家庭和睦及事業發展都會有巨大的幫助。

是為序。

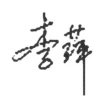

｜序五｜

靜以養神為正途

全國政治協商委員會委員、
北京中醫藥大學國學院院長／張其成教授

中國文化與西方文化不同，中國文化含蓄、注重意解，西方文化張揚、注重實論，相應地，在如何獲得健康這個問題上，產生了兩種截然不同的方式——喜靜與好動。

一提到西方人的健身，我們腦海裡立刻浮現出一個人大汗淋漓地跑步，或者在健身房的器械上揮汗如雨，或者一群人繞著湖邊騎自行車等場景，這些，都是動態的運動方式，頻率高、動作快，有的還相當猛烈。而中國人呢？靜坐、導引、站樁、抻筋拔骨等，雖有動作卻非常平緩，像站樁和打坐這類沒有動作的，外表看來則完全靜止。然而，這種低頻率、動作緩的方式，對身體的修復與保健，卻一點也不遜於看起來生猛的健身。

老子說：「夫物芸芸，各復歸其根。歸根曰靜，靜曰復命。」

可見，靜之深意在於其為根本。在靜的狀態下，人體的各種機能以我們不易察覺的狀態恢復，人體的這個形得到了養；同樣，在靜態下，我們的心得到了清靜、平

和，神也可安。形神兼養，只有在靜態下才得以實現。

《黃帝內經》中也說：「清靜則肉腠閉拒，雖有大風苛毒，弗之能害。」

就是告訴我們，清靜就像一扇隔絕「大風苛毒」等外邪的城門，只要我們靜守之，城就無懈可擊。清靜的效用如此之大，可惜現代人距離清靜愈來愈遠，各種病症和心理困惑卻愈來愈多。

關於如何解決這些困惑，我曾總結出「心態平和、心情快樂、心地善良、心胸開闊、心靈純淨」的「五心養神法」，專注於打開心結。

而我的學生張海生所推薦的閉目養神則將打開心結與舒通經絡兩個法門集靜養於一身，不但有異曲同工之意，而且有四兩撥千斤之妙。

張海生博士 25 年前即跟師學習家傳中醫及中醫閉目養神法，對經絡有全面且深入的瞭解，並將其運用於養生保健。

中醫閉目養神法植根於中醫文化，醫理相當嚴明；同時又是一種順遂自然之法，簡便易行，不拘時日、場合，適合城市工作的人群習練。

他在跟隨我學習的兩年多時間裡，從未停止中醫閉目養神法的普及，在北京大學、清華大學、中國農業銀行和上海寧波商會等都開設了公益講座，不僅使眾多人從繁雜苦惱的都市病中解脫了出來，而且讓人們明白了閉目養神的真義，知道了如何才能「形神兼養」，從這個意義上說，張博士所推廣的中醫閉目養神不只是救民於病痛，更

是授民以正途。

　　較之複雜勞形的鍛鍊方法，中醫閉目養神的靜養之道實謂大益，加之張博士過去二十多年不辭辛苦地習練和推廣，今日得以將所得經驗悉數公佈，普惠大眾，我作為他的博士生導師，特此為文，既深感欣慰，又借此勉勵。

　　是為序。

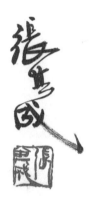

庚寅年孟夏於京

｜前言｜

健康之道的奧妙
在於閉目養神

張海生博士

現代人一直在努力透過各種方法去獲得健康，包括食療、運動、藥補和心理治療等，但這些方法的效果總不甚理想，因為人必須對自身的陰陽有一個準確的把握，否則就會產生這樣那樣的副作用。其實，獲取生命能量最好的方法就是閉目養神，即中醫臟腑經絡調理法。

《上古天真論》曰：「上古有真人者，提挈天地，把握陰陽，呼吸精氣，獨立守神……中古之時，有至人者，淳德全道，和於陰陽，調於四時，去世離俗，積精全神，遊行天地之間，視聽八達之外，此蓋益其壽命而強者也，亦歸於真人。」這些真人健康長壽的共同特點在於靜養，即養神與養形，所謂「守神全形」和「保形全神」。

1 · 閉目養神法及其功效

25 年前我有幸拜五代家傳中醫楊玉峰大夫為師學習中醫及閉目養神法，有幸隨侍師傅身邊 5 年，3 年後又隨其子六代家傳中醫楊軍老師學習中醫至今，盡得兩位師傅家傳中醫養生的精髓，透過這麼多年的靜養實踐，不僅自

己及身邊親戚、朋友身體健康了，而且自己的社會適應能力有了很大提高，工作和事業蓬勃向上。

閉目養神法來源於古代的養生、導引之術。醫術的藥餌、針砭，治已病；養生的外功、內功，治未病。閉目養神法的基本原理是「生命在於運動」，但生命又在於靜養，在於「動中取靜」「不妄作勞」。按生物化學分析，人在運動時氣化加速，新陳代謝增高，會消耗能量，在靜息時還原、合成占優勢，代謝降低，可儲藏能量，這種積累效應可以恢復臟腑功能的平衡，自然能夠防治疾病、增進健康、延長壽命。

閉目養神法是讓人老老實實端坐，不修一點一面，而是使全身八萬四千個毛孔和經絡皆通，由放鬆、順其自然而達到與宇宙同呼吸、共命運，達到身心和諧、陰陽平衡、健康長壽的目的，具有不出偏、效果快、男女老少皆可練習的特點。

我所習練的閉目養神法是不分時間、地點和方向的，它的普及型基本身法是垂腿坐式：坐在高低適宜的椅子上，以坐下來大腿面保持水平為度，小腿與大

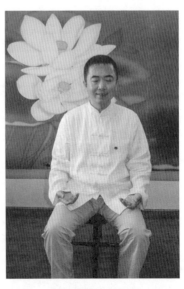

閉目養神基本身法

腿成 90° 角，兩腳平行著地，兩腿間距離稍寬於肩，兩手心向上，自然地放在大腿上面，兩眼閉合，面帶微笑，在樂觀狀態中默想把身體內的不良因子和疾病全部排除。然後沒有意守，只需順其自然、放鬆入靜，在靜坐 30 分鐘以後如想收功時睜開眼慢慢活動一下即可。

古代的《內經圖》（又名延壽仙圖，見下頁圖）就重點講解了通過經絡養生使人體達到健康長壽的原理。圖中為人體側身剖面圖，內容包括了陰陽、五行、太極、八卦、前三田、後三關等，形象地表達了臟腑、經絡的功能活動及各臟腑之間互相制約、互相依存的關係，突出地體現了養生過程中後天返先天及經絡通暢的規律。歷代各家各派，如醫、道、儒、釋，都是根據先天生後天、後天養先天、天人相應的自然法則，注重培養元氣、真氣的。

8 年前我奉師命開設了中醫閉目養神法博客，又免費開設了閉目養神法公益講座，4 年前遵師命開辦中醫養生館——生遠堂，這期間當面與很多人交流養生的思想時，發現大多數人的疾病和痛苦都是與飲食起居、情志和遺傳等有關，與他們不良的生活習慣和思維方式（如晚睡、暴飲暴食、貪涼、酗酒、脾氣暴躁等）有關，當把正確的科學養生理念和方法告訴他們時，他們才恍然大悟。

閉目養神法不僅簡單、易學，而且只要能夠持之以恆地堅持就會使身體恢復到最佳狀態，甚至達到治療疾病的效果。過去的 20 年裡，我親身接觸的例子數不勝數，近兩年在我指導下從疾病中恢復健康的人就有很多。

2007 年底北京市房山區退休領導丁某確診為擴散性

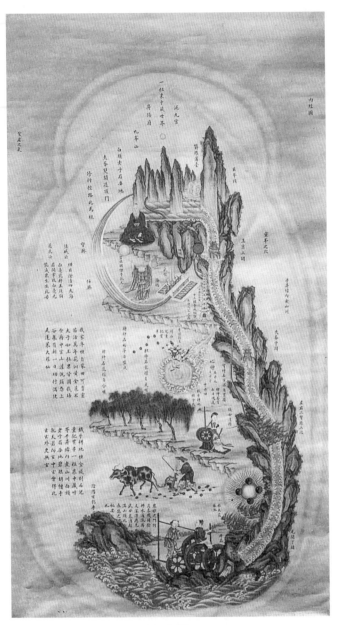

《內經圖》

骨髓瘤，2008 年 3 月的時候已經進行了幾週的放、化療，醫院預計只有幾個月的壽命，兩腿極度疼痛無法睡眠和正常起居，我用經絡調理法調理兩次後，他一直堅持每天閉目靜養 1 個小時，1 年後指標檢查基本穩定、正常，至今仍然健康地活著。去年一個 40 歲的公司老總，被西醫確診為手腕部血管瘤，大夫建議手術切除。患者找到我希望進行保守治療。經過我的指導，患者每天堅持練習閉目養神法一個半小時，並結合臟腑經絡調理，正常起居，5 個月後血管瘤奇蹟般消失了。

《黃帝內經》講「春夏養陽、秋冬養陰」「人以天地之氣生」，只要大家能夠每天靜養至少 30 分鐘，自然會與天地之氣溝通，夏天補充腎陽和脾陽，冬天滋補腎陰及脾陰，而不會產生任何副作用。而其他養生方法，如食養、藥養和動養，都需要大家確切掌握自身的陰陽五行狀況，對應調整，如果方法不當，就會適得其反，給身體造成傷害。

2 · 傳統文化中的靜觀養生（閉目養神）

幾千年來中國的傳統文化（儒、佛、道）都是提倡靜養的，儒家講究寧靜而致遠，所取的靜坐姿勢，便是平常的正襟危坐；佛家戒、定、慧的三無漏學也是以靜慮——「禪定」為中心，最終達到「般若」智慧的成就；老子講「靜曰復命」，即能靜才回歸生命，都是講靜養的重要。

曾子著《大學》，提出的「知止而後有定，定而後

能靜，靜而後能安，安而後能慮，慮而後能得」等觀點，都是觀察自然、傲法自然的經典論說。儒家養生是以靜為主的，而真正使靜養得以廣為流傳並且對後世產生深刻影響的則是宋代理學家們對靜坐法的大力提倡，特別是宋代理學家周敦頤、程顥、程頤、朱熹等，在他們的著作中均提出了「主靜」的思想。

周敦頤在他的《太極圖說》中指出：「聖人定之以中正仁義而主靜，立人極焉。」他已經把靜作為人類思想、生活的根本標準，提高到倫理道德標準的高度，其主靜的思想被儒家學士津津樂道，群效靜坐法，直至明清時期，歷時五百年而不衰。

朱熹是宋儒中學識最淵博的哲學家、教育家，他提倡「半日靜坐，半日讀書」的做法，並且身體力行。他的修養理論除主靜外，還受到佛、道兩家思想的影響。他的靜坐法是傲傲坐禪，而他主張的「靜中存養，動中省察，動靜結合，以靜為本」觀點就是受到了道家思想的影響。

老子說：「萬物芸芸，各歸其根。歸根曰靜，靜曰復命。」意思是說根是萬物生命的來源，回歸根才是靜，能靜才回歸生命，這就是講靜養的重要所在。其實自然界中任何動物、植物、礦物的成長，都從靜中充沛它生命的功能。如人需要透過睡眠恢復健康，人生往復不絕的生命能量要靠充分的睡眠和休息而得到生機，而植物如一朵花、一粒穀子、一顆麥粒等也都是在靜態中成長，在動態中凋謝。此外大家都有做事的經驗，有時候處理一件複雜困難的事，百思不得其解，但當你靜下心來什麼都不想

時，往往會突發靈感，得到解決問題的辦法，這其實也是靜養的作用。

莊子提出了「恬淡寂寞，虛無無為」才是「天地之平，而道德之質也」的觀點，從而得出了「純粹而不雜，靜一而不變，淡而無為，動而以天行，此養神（生）之道也」（《莊子‧刻意》）的結論。順著老莊哲學所開啟的這條思路，後代的養生家無不提倡「養靜為攝生首務」。

總之，求靜是養生與修道的必然方法和基本方法。就健康長壽（甚至長生不老）而言，一切生命的源泉都從靜中生長，那是自然的功用。

3‧閉目養神促進家庭和諧、事業發展

唐代藥王孫思邈說：「古之善為醫者，上醫醫國，中醫醫人，下醫醫病。」醫道與治國有微妙的相似之處，所以透過學習閉目養神的方法同樣也可以培養治國和經營事業的能力，促進身心健康、家庭和睦和事業發展，最終達到人與自然、社會的和諧。

近 25 年閉目養神的鍛鍊我還有兩個很大的收穫，一是脾氣性格變得柔和，家庭更和睦了；另外，透過每天的閉目養神使我在寧靜中積累了能量，在寧靜中去思考工作、學習和事業，智慧越來越圓融，事業不斷走向成功，不但考取了北京大學，而且還在北京大學工作了 5 年多。我在攻讀北京大學碩士學位的 3 年裡，承受了巨大的壓力，幾乎每天都是 12 點以後睡覺，但因為我一直堅持每天閉目靜養，所以雖然很辛苦，但是身體一直很健康。

記得 1992 年我剛剛大學畢業時，年輕氣盛、火氣很大，有點自大的感覺，在家經常因為一些小事跟母親辯論，後來靜坐一個多月後發現自己火氣明顯小了，脾氣也好了，不再跟母親爭執了，而且從此以後慢慢學會了孝順，家庭從此充滿了和諧、溫馨的氣氛。

結合世界五大長壽地區人們的健康理念與傳統中醫的健康養生之道我們發現，醫學上的治療在人們健康中的作用是控制急症和病情，是短暫的，真正的健康之道是持之以恆地以閉目養神自然療法為核心，並輔以科學養生其他方法（經絡養、睡養、食養、藥養和情志養），以維持好的生活方式、良好積極的心態等。

圍繞世界衛生組織關於健康主導因素的研究，本書根據中醫養生以驅邪、扶正和培養元氣為根本的理論，結合現代人得病主要源於生活方式、巨大工作生活壓力、環境污染、食品安全、藥源性疾病等，並結合自己近 25 年學習中醫和中醫養生的實踐和體會，深入剖析中醫靜觀養生的理論、方法、姿勢、要領，以及調心和其他五種科學養生的方法，總結指出閉目養神是實現健康人生的一個行之有效的方法。閉目養神法適合各個年齡層的人去練習，值得天天堅持。

我們每個生命裡都蘊涵著強大自癒的能力，這種能力源於我們心靈的自信、樂觀和覺悟。身體的虛弱往往是積勞成疾造成的，身體的健壯則是靠積精累氣形成的。父母在給子女生命和身體的同時，也往往因為他們的積勞成疾、先天不足等使得子女在生下來時身體就非常虛弱，即

使很年輕也會頻繁得病。所以我們每個人要對自己的身體有一個深刻的認識，要思考一下自己的健康狀況，追根溯源，從症狀去發現自己潛伏的疾病，提前重點關注、保養和預防，並且能每天身心放鬆地閉目養神。只有這樣，才能在獲得健康的同時，開發智慧，實現家庭和諧和事業的成功。

閉目養神的鍛鍊可在工作、學習間隙進行。開始時可以先靜養 5~10 分鐘，慢慢養成習慣後可選一安靜處閉目獨坐，排除一切外界干擾，放鬆思想，使大腦處於靜止狀態，無所思念，無所顧慮，安心養神，每天靜養 30 分鐘，就會感到精神振奮，信心倍增，思想如釋重負，頭腦頓感輕鬆，長期堅持則可以獲得健康長壽的功效。

真心希望本書能夠樹立您正確的健康觀念，學會科學的養生方法。只要您按照書中介紹的方法練習，健康就會與您相伴。

｜目　錄｜

第一章　養生的最高境界——養神／045

養神是養生的最高境界／045

臟腑經絡調理有奇效／048

培養正氣，滋養五臟／055

治病不療心，等於扔黃金／059

元神、識神的調養與智慧的生發／063

養神講究「三分治七分養」／065

閉目養神可培養和增強自我康復能力／069

參考文獻／074

第二章　協調臟腑，通經活絡／075

臟腑元氣調補的醫學原理／075

通經活絡，打通元氣運行的通路／076

臟腑經絡調補賦予人體能量／080

閉目養神的法門——持之以恆／084

閉目養神能遠離養生五難／090

閉目養神才能標本兼治／097

閉目養神必須守戒律／102

參考文獻／107

第三章　人人都能閉目養神／109

閉目養神的根本是形神兼養、平衡陰陽／109

閉目養神的普及型練法——垂腿式／113

閉目養神的高層次練法——盤坐式／116

最佳鍛鍊時間及氣衝病灶機理／119

正確對待閉目養神的功效／122

閉目養神的注意事項／124

別害怕這些常見的身體反應／126

閉目養神答疑 25 條／129

科學六養，綜合調理／134

回歸自然，合乎陰陽／139

參考文獻／145

第四章　動態行氣養生／147

最佳的養生治病導引術／147

五臟導引術／152

經絡導引術與人體循經導引術／156

經穴導引術與元氣穴道導引術／163

筋骨肌肉導引術——易筋經／166

六字訣及膽病導引術／173

仙臥導引術／175

參考文獻／180

第五章　情志養生／181

修身更要修心／181

情志可致病，心病宜靜養／184

身心療法與科學七大法則／192

樂觀開朗是健康法寶／197

德高功自高／202

悟性可培養／209

拋開緊張和多慮／214

參考文獻／218

第六章　適時進補養生／219

元氣、陰陽補導術／219

適時進補的原則和時機／222

順時補導／226

不同體質的補導／230

少不了的食養經／237

是藥三分毒，忌濫服濫補／242

房中術補導／247

參考文獻／252

第七章　五行補導養生／253

身體的五行補導養生／253

五行人的補導養生口訣／256

平衡五行，調和五臟／260

靜養變換手勢，調理不同臟腑／262

五毒（怨、恨、惱、怒、煩）的五行調養／269

調治都市病／271

癌症防火牆／277

參考文獻／280

第八章　開啟智慧的方法——閉目養神／281

儲能量，促健康／281

養出清醒的頭腦／284

養神不避灸／288

靜養生智慧／295

青春從四十歲開始／299

閉目養神帶來老有所樂／301

健康、事業可兼得的成功中年／303

收穫智慧的職場新人／305

靜養開啟健康生活／307

參考文獻／312

後記／313

| 第一章 |

養生的最高境界
──養神

日常工作生活中，身心的放鬆非常重要。國內外眾多的研究已經表明，心理調節對心身的健康重要性是非常明顯的，可以改變人對疾病的傳統錯誤認識，明顯地改變人對疾病的恐懼情緒，提高身體免疫能力，減輕或消除疾病症狀，改善體質，延長生命。

◯ 養神是養生的最高境界

（一）神的物質基礎

神的表達形式有「神氣」「神明」「精神」「神機」等。中醫學認為，神是人生命活動現象的總稱，它包括精神意識、知覺、運動等，以精血為物質基礎，是血氣、陰陽對立的兩個方面共同作用的產物，並由心所主宰。也就是說，人的形體運動受精神意識支配，人的精神狀態與形體功能密切相關，在同樣惡劣的環境條件下，精神意志堅強的人，身心遭受的損害會比意志薄弱者輕得多。

神首先表現在氣血方面。因為氣血是化生精神的基

礎物質，故氣血的多少與人的精神狀態息息相關，氣血充盛則精神旺盛，氣血不足則精神萎靡。《黃帝內經》說：「神者，血氣也。」可見，人體的精神活動正常與否，要以氣血的功能活動為前提，若氣血化生障礙，運行、輸布失調，皆可影響神的活動。

臨床上，當心血不足時，可表現為心跳、心慌、健忘、失眠；反過來，若精神過用，又會暗耗氣血，導致氣虛、血虛，或氣血兩虛。

另外，神與五臟也是息息相關的。中醫認為五臟藏精而化生神。《黃帝內經》中提到的神、魂、魄、意、志都是屬於人的精神活動範疇，但它們分別有賴於五臟所藏的物質基礎，即血、氣、脈、營、精。「五臟藏神」在於強調人體內部有承擔心理活動的統一系統，神是在全部生理活動的基礎上產生出來的最為高級的機能，即臟器間的整體協同作用，是產生精神活動的先決條件，如果各臟器不能協調和諧，則不可能有正常的神志活動。

（二）養神以不傷為本

古代養生家認為「神安則壽延，神去則形散，故不可不謹養也」。

養神以不傷為本，即首先要避免對精神的各種傷害，防止七情過度；其次是心欲常靜，這裡所說的靜不是絕對的不動，靜者即靜動也，非不動也。精神不用則廢，多用則疲，疲則不足；用之則振，振則生，神則足。由於「大用則竭」，所以合理用腦有助於健腦全神。

　　那麼，什麼消耗我們的陽氣最多呢？是精神。從中醫角度講，人體陽氣五種外在表現的神、魂、魄、意、志與人體器官有著緊密的聯繫。

　　神屬心、魂屬肝、魄屬肺、意屬脾、志屬腎，精神上的不調和，也會引發臟器的病變，這種無形的陽氣，隨時左右著人體的健康。就我們的形體來說，除去先天帶來的疾病，24 歲以前發的病，一般都沒有大問題，因為人24 歲之前先天的元陽之氣很足，人體神經、肌肉、骨骼都處於最佳狀態。

　　24 歲以後，人們身上的壓力會逐步增多，耗費精神過度，也就是耗費陽氣過度，身體呈現出陰盛陽虛的狀態。所以 24 歲以後的成年人生病，更應該從精神、情志層面去找病因，大部分疾病是精神、情志受到損害造成的。

（三）得神與失神

　　《黃帝內經》說：「得神者昌，失神者亡。」所謂有神、無神，主要表現在精神好壞、意識是否清楚、動作是否協調、反應是否靈敏等方面。由於「目為五臟六腑之精氣所注」「神藏於心，外候在目」，故察眼神的變化是判斷有神、無神的重要標誌。

　　若兩眼明亮、靈活，鑑識精明，語言清楚，即為得神；相反，目光晦暗、瞳仁呆滯、精神萎靡、反應遲鈍，則稱為失神。失神者表明身體正氣已傷，病情嚴重，預後不好。用現代科學的話來說，得神即心理健康，失神就是

指心理的某種異常和情志不遂。

（四）心理健康、精神好的主要表現

1. 情緒穩定、心情愉快

情緒穩定表明中樞神經系統的活動處於相對平衡狀態，心情愉快則表明人的身心活動處於和諧與滿意的狀態。

2. 有良好的適應生存環境的能力

適應是個體為滿足生存的需要而與周圍環境發生的調節作用，心理健康要求自身和客觀現實環境保持和諧的統一，對生活中出現的各種問題，要有良好的心態，面對現實沉著冷靜，積極穩妥地加以處理。

3. 有良好的人際關係

人因為社會分工和共生環境而存在著人與人的關係問題，建立良好的與人交往的關係則可以消除孤獨感。

4. 積極參加勞動鍛鍊

勞動可以使人認識到自身存在的價值、生活的意義。

○ 臟腑經絡調理有奇效

閉目養神──中醫臟腑經絡養生法講究審因施養，即不拘一法、一式，應形、神、動、靜、食、藥⋯⋯多種途徑、多種方式進行養生活動。也要因人、因地、因時之不同採用不同的養生方法，正所謂「審因施養」和「辨證

施養」。《黃帝內經》中只有 13 個簡單的藥方，就是要我們更多關注身心健康的調節和積累，並根據需要適當結合藥療和食療。

透過閉目養神法的鍛鍊可以使人的生命、能量在高度的靜中恢復功能的平衡。首先提高腎臟功能，促進脾胃消化吸收和肝臟的造血機能，然後才能正常地輸給心臟，使心臟順暢地把血液供給全身，最終加速血液循環，達到健身和挖掘、去除潛伏病因的目的。

靜養之所以有養生益壽的作用還因為透過習練，可以疏通人體經絡，流通氣血，特別是使人體的元氣旺盛，所以無病可以強身，有病可以治病；其次運用靜養各種方法的鍛鍊，可以使精、氣、神三者融為一體，增強機體的生命活力，推遲衰老，健康長壽。

（一）靜養治病的功效

1. 調和臟腑氣血，保養元氣

真氣又名元氣，是人體活動的原動力。元氣是人體最重要、最基本的氣，它受之於父母先天之精氣，又必須依賴後天水穀精微及練精化氣的培育。

元氣普遍存在於各器官、各細胞之內，並激發臟腑組織功能活動。元氣無形無象，有感無覺，用意識找不到它，必須在極其清靜的情況下才能感到它的存在。

元氣是生命之本、諸氣之源，宜養不宜用。元氣充沛則諸氣旺而體健長壽，元氣不足則諸氣衰而體弱多病，真氣枯竭則死亡。

人是一個小宇宙，元氣統一著人虛的氣和實的形的陰陽兩個方面，所以人也是由元氣、陰、陽組成的三元一體。中醫靜觀養生主張「返本還元」，就是要使人體的陰陽虛實在元氣上得到統一，因此，祛病健身首先要經由靜養培養元氣。

閉目靜養強調培補元氣以固本的指導思想。傳統中醫把精、氣、神視為人體的內因，它概括地反映了人體的機能狀態。

精包括先天腎精和後天水穀之精兩部分，二者透過肺、心、脾諸臟，輸布周身，以保證人體的生長、發育、生殖等生理活動的實現。由持之以恆地靜養可以對先天之精與後天之精起到加強、充實作用。

先天之精依賴於後天之精的補養，由閉目靜養則陰精自然充實而固澀。腎中之精得陰精濡養，則愈加壯盛，元精益固，元氣自充，這就是「練精化氣」的必然趨勢。顯然靜養益精固水的同時也達到了培補元氣的目的。元氣充盈後，即可更好地激發與推動臟腑進行正常有效的生理活動，這對維持機體健康具有重要意義。

此外，閉目養神還能進一步發揮練氣化神的作用。神包括先天元神和後天識神兩種。

元神生化於先天之元氣，識神生化於後天之精氣。元神、識神都來源於物質，又皆反作用於物質。這是靜養培補元氣的又一重要意義。

2. 滋陰補陽，動態調節平衡

現代實驗研究和臨床觀察證實，經絡自然療法對陰

陽平衡的調節性影響是廣泛存在的。傳統中醫認為，形、精可以轉為功能，此乃陽源於陰的正常生理現象，但當機體功能亢進時，則可使形、精耗傷。

　　進入閉目養神狀態後，則交感神經興奮強度減弱，機體代謝降低，高反應狀態得以糾正，亢奮的功能得以調整，這些都是閉目養神抑陽扶陰作用的具體表現。而閉目養神的補陽作用也是極其廣泛的。

　　根據腎虛的理論分型，觀察到腎陽虛者習練後出現的四肢由厥冷變暖，尿酮類固醇恢復到正常水平，血漿三磷酸腺苷、環腺苷酸含量增加，以及白細胞吞噬能力增強等變化，都是補陽作用的體現。

　　至於動態調整陰陽平衡的作用則是由「抑亢扶弱」的雙調節效應而實現的，此作用可在不同層次水平上表現出來，這就是閉目養神治病、保健的機理所在。

　　以營、衛二氣為例，營氣主內屬於陰，衛氣主外屬於陽，二者之間的運行必須互相協調才能發揮正常的生理功能，透過閉目養神可使二者更加協調。

　　營氣是與血共行於經脈中之氣，有營養和化生血液的功能，聯繫五臟六腑之氣，運營周身，協調機體功能的平衡。如陰陽經氣受阻或失調，就要影響機體生化功能的協調而產生疾病，所以，調經順氣使陰陽平衡是中醫治病的根本。

　　衛氣是運行於脈外之氣，有三方面生理功能，一是護衛肌表，防禦外邪入侵；二是溫養臟腑、肌肉、皮毛等；三是調節控制腠理的開合、汗液的排泄，以維持體溫

相對平衡。所以鞏固衛氣，有防治、治病之功。

顧名思義，經絡自然療法治病、保健的作用是由「通經活絡」來實現的。

臨床上觀察到，經絡不通、氣血不調的患者其肢體兩側經絡測定值不等或差數懸殊，經過閉目靜養習練後，凡氣血弱者都可得到不同程度的加強。在經絡自然療法治療過程中還可以觀察到，經絡傳感明顯，內氣循環，任、督和其他絡脈運行等現象，這都是閉目養神疏通經絡作用的具體表現。

3. 靜心促思，養肝解乏

常言道：「眼不見，心不煩。」這話是很有道理的，意思是說閉上眼睛不但可以養目，而且可以靜心。

心靜則神安，神安則疾病不生，福氣永存。遇到繁雜吵鬧的場合、自己不願看的場面，又不便避開之時，不妨閉目靜養，既能洗目清心，鬧中取靜，消除煩憂，又能偷空養生，何樂而不為呢？

因為人體五臟六腑之精氣皆上注於目，所以閉目可以養生也可以養神。閉目對於中老年人，以及終日勞心用腦或長期專一使用目力者，是大有好處的。閉目靜養時要放鬆，順其自然，無思無慮，達到入靜的境地，有暇之時閉目養神，持之以恆，定會獲益。

【閉目靜心】

在日常諸事紛擾、頭痛腦脹之時，找一清靜之地放鬆入靜，雙目閉合，自然呼吸，往往很快會頭腦清醒、心平氣和，煩惱漸漸消失，進入靜謐、祥和狀態，機體陰陽

氣血通達順暢，心理平衡，情緒愉悅，頭腦清晰，渾身輕鬆。

【閉目促思】

人有三種思維方式：第一為睜眼思維形式，第二為夢境思維形式，第三是閉目思維形式。

閉目思維是一種臨界思維現象，即臥而不寐，閉目意想聯翩，在這種思維狀態下，大腦排除了外界的物像干擾，又處於充血充氧狀態。如此，可促使大腦細胞的潛能最大限度地發揮作用，以提高思維的深度和廣度。

【閉目養肝】

吃完飯後靜坐休息 10～30 分鐘的時間，再去睡午覺、散步或是做別的事情，這對人們肝臟的保養，尤其是有肝病的人來說是非常必要的。

人們在吃完飯後，尤其是午飯後，因為午飯吃得一般都比較多，身體內的血液都集中到消化道內參與食物消化，而且，有數據能夠說明，當身體由躺下到站立，流入肝臟的血流量就要減少 30%，如果再行走、運動，血液就又會有一部分流向手足，此時，流入肝臟的血流量就要減少到 50%以上。如果肝臟處在供血量不足的情況之中，它正常的新陳代謝活動就會受到影響，從而導致對肝臟不同程度的損害。

【閉目解乏】

勞逸結合對所有人來說都很重要，當體力勞動累了，或讀書、看報、寫字、作文疲乏了的時候，不妨閉目靜養片刻，這對迅速恢復精力和養生保健都大有益處。

4. 挖掘潛伏疾病

閉目靜養挖掘潛伏疾病的過程大體如下：一般初學者會感覺到方法不錯，坐了一段時間後身體很舒服了，什麼病態都消失了，但是再經過一段時間的練習，自身出現了涼、熱、麻、脹、痛的感覺，或者好像有些舊病的感覺，甚至感覺到越坐越累、越坐越難受，還有人以前從未發覺的病、從來沒有得過的病也經由靜坐表現出來了。這時你應該意識到，這是你身體裡面潛伏有疾病的表現。這是好事，不要驚慌。

這時更應該刻苦地靜坐，把病排除出去，否則如果殘留在體內中和某個臟腑中，將來老年後必將會因為身體抵抗力不夠，隨著年齡增長和身體素質的下降而爆發出來，甚至還會造成死亡。

從遺傳訊息角度看，每個人的生老病死、血型，以及遺傳訊息密碼等都是與各自的父母、先祖的訊息息息相關的，在遺傳他們優秀基因的同時，各種潛在的病因也會存在我們的身體內，這就需要我們由閉目養神的方法吸收宇宙中的高能靜電，改善機體組織細胞，在潛伏病因發作前予以剷除，防病於未然，從而獲得一個健康的身體。

2007 年 10 月的一天，在從雲南返回北京的飛機上，與我同行的一位國家科技部的退休領導（67 歲）鼻炎發作。我給他號脈診斷了一下，他的主要問題是肺火大，而且是遺傳因素造成的，雖然目前肺部疾病沒有發作，但卻有潛伏的病因（他後來告訴我，他父親就是死於肺病），也是鼻炎的主要原因（肺通鼻），所以雖然 30 年來他一

直在治療鼻子上下工夫，內服外用了很多藥物，但都收效不大。其實要想治癒 30 年的鼻炎，閉目養神法就是最好、最有效的治療方法。

◯ 培養正氣，滋養五臟

在閉目養神的鍛鍊過程中，由於調整呼吸，培養真氣，貫通經絡，促進細胞的新陳代謝，機體便會增加活力，機體中各臟腑、組織、器官也會發揮它們的本能力量。由於自然狀態的呼吸可以使各臟腑氣機通暢，協調各個臟腑器官的有機聯繫，從而改善各臟腑之間因互相制約、互相依存失常而產生的病理現象，因而有助於機體恢復健康。

閉目養神一段時間後，它首先提升人體腎氣，再補充後天之本的脾胃之氣，然後將營養物質輸送到肺而濡養全身。

（一）腎臟

閉目養神最先提升習練者的腎氣。人體在放鬆狀態下，可以減少能量消耗，儲存能量，進而培固腎氣。閉目養神的效率高，就是因為遵循了「靜極生動，動極復靜」的自然規律和合乎生理的自然呼吸方法，以培養腎精、腎陽為法，不以抽調、導引腎氣為用。

靜養達到一段時間後會感到呼吸可以與腎氣相通，體現了陰陽互根、一氣混元的自然規律，並且腎臟功能增

強，如命門火衰的尿頻、陽痿、腰腿痠軟無力、女子月經不調等現象改善，最後疏通督脈，使腎氣入腦，補益腦髓，增強大腦皮層的本能力量。

古人說：「要得不老，還精補腦。」透過靜養可以促進「腎間動氣」，然後逐漸沿督脈上行，疏通夾脊，透過玉枕，直達腦海，腎氣入腦，灌溉腦髓，而髓海充足則精神飽滿，就可以動作敏捷，身心舒適愉悅。

（二）脾胃

脾與胃互為表裡，胃主納穀，脾主運化；脾胃由氣化作用輸布營養精微、升清降濁，為營血生化之源，是五臟六腑、四肢百骸得以營養的根本，故稱脾胃為「後天之本」。

《素問・經脈別論》說：「飲食入胃，游溢精氣，上輸於脾，脾氣散精，上歸於肺。」閉目養神可以促進脾、胃氣化作用，促進消化飲食、吸收營養、輸布津液的功能。因此，閉目靜養一段時間就會有氣化、溫熱的感覺，這對改善脾胃虛寒、消化不良的症狀，效果是顯著的。

（二）肺臟

《黃帝內經》說肺「主氣」「呼吸精氣」，即肺朝百脈以充全身，輔助心臟運行氣血。

閉目養神可以加強肺泡的收縮力，對排出濁氣起到促進作用，肺內存留的氣體越少，肺內壓就越低，因此，

也就可以獲得更多的新鮮空氣。

另外，肺主氣的含義，不僅指肺的呼吸作用，而且指整個人體的吸收、排泄、分解、化合等作用。元氣的循經運行、動和靜的互生等作用，都與肺部呼吸運動有著極為密切的關係。

《素問‧五臟生成》說：「諸氣者，皆屬於肺。」所以閉目養神到一定程度，全身八萬四千個毛孔都在隨呼吸而動，感到遍體通調，氣機流暢，這對人體內外氣體的交換起著良好的促進作用，這個呼吸被稱作體呼吸。

（四）心臟

中醫學認為，心為人體生命活動的主宰，在臟腑中居於首要地位，五臟六腑、四肢百骸、五官七竅、筋骨皮毛血脈等，都必須在心的主宰下進行活動。此外心主運血，血液為載送營養的工具，血液把氧氣和養料送到全身，化生真氣和元氣而賦予各組織系統能量，才能產生相互制約、相互依存的有機生理活動。

《素問‧靈蘭秘典論》說：「心者，君主之官，神明出焉……故主明則下安，主不明則十二官危。」神明，是指精神、意識、思維活動，以及由這些活動反映出來的聰明智慧。

靜養過程中因為呼吸自然，可加強血管的舒張活動，促進血液循環順利，對心臟的保養有益。閉目靜養調息凝神的過程實際就是自我訓練、自我控制大腦神經功能的作用，可以改善神經功能的失調，消除疾病。

（五）肝臟

肝主全身血液的貯藏與調節，並主筋骨關節的運動和精神情志的調節，為人體禦侮抗邪的功能系統。

《素問·靈蘭秘典論》說：「肝者將軍之官，謀慮出焉。」所以肝與中樞神經、植物神經的功能密切相關，同時還是人體內的化工廠，對各種物質進行分解、合成、解毒和排泄。

肝喜舒利、條達。閉目養神訓練有素的人，由於正氣常存，多表現為堅定、鎮靜、正直不阿、遇事不懼。閉目養神也是很好的治療肝鬱等疾病的方法。中醫學「五勞七傷」中有「眼見雜色傷肝」之說，因此閉目就是養肝的一種非常有效的方法。

案例

胡某，女，國家發改委領導，從小體弱多病，經常扁桃腺發炎引起發燒，還有氣管炎，而且咽炎不斷反覆發作，怕冷，失眠十多年，頸椎病日益嚴重，手腳僵硬，使其工作深受影響。曾試過很多的方法去調理身體，吃過保健品，嘗試過針灸、拔罐、推拿等方法，都因效果不大而放棄了。

2010 年 4 月偶然的機會開始練習閉目養神，經過閉目養神一年，身體狀況改善非常明顯。在調理到兩到三週的時候失眠就好了，接著頸椎病等其他病症也漸漸好轉。胡某認為閉目養神是有效的能使身體健康的好方法。

○ 治病不療心，等於扔黃金

精神保養在攝生方面非常重要。《素問·上古天真論》指出「不知御神，務快其心」是早衰的原因。精神與健康有密切關係，精神活動能夠影響人體氣機，一個人若心情舒暢則氣機流暢，氣血調和，身體健康；若情志失節，或精神刺激過於強烈，可以使氣機升降失常，臟腑功能紊亂。

所謂「怒則氣上」「喜則氣緩」「悲則氣消」「恐則氣下」「驚則氣亂」「思則氣結」，就是七情過極引起的氣機失常。氣機失常則致氣鬱、氣滯，進而又可導致氣滯血瘀、氣滯水停、氣鬱化火，變證叢生。故《素問·舉痛論》有「百病皆生於氣」之說。

精神因素的致病作用是客觀事實，已被現代科學所重視。精神保養首先要加強思想意識的修養，進行「修身養性」，要求做到「志閒而少慾，心安而不懼，形勞而不倦，氣從以順，各從其欲，皆得所願。故美其食，任其服，樂其俗，高下不相慕……是以嗜欲不能勞其目，淫邪不能惑其心……」（《素問·上古天真論》）這就要求人們，不要貪圖私慾，少欲才能心安，沒有奢欲才能「皆得所願」，要滿足生活現狀。

如果一個人整天追求超越客觀條件的個人享受和名利地位，怎能「皆得所願」呢？怎能不勞神呢？此外，還要有樂觀主義精神，要熱愛勞動。只有這樣，才能守神而

無懼，形勞而神怡，才符合養生之道。

其次，隨著季節變化，進行「四季調神」也是精神調養的好方法。再次，如能結合呼吸、導引等，進行「入靜」「意守丹田」活動，更是一種精神保養的有效方法。

總之，精神保養的關鍵是「恬淡虛無」「精神內守」。《素問·刺法論》說：「人神不守，非達至真。」《靈樞·通天篇》指出：「陰陽和平之人，居處安靜，無為懼懼，無為欣欣，宛然從物，或與不爭，與時變化，遵則謙謙，譚而不治，是謂至治。」

（一）心理致癌的新論據

中醫學從整體觀出發，認為惡性腫瘤的發生、發展，主要是由於正氣虛損、陰陽失衡、臟腑功能失調、留滯客邪（致病因子），致使氣滯血瘀、痰凝毒聚，相互膠結，蘊鬱成腫瘤。腫瘤的生長又會進一步耗損正氣，正不遏邪則又助長了腫瘤的發展。迄今為止，人們已經發現眾多的環境因素與癌症的發病有關。與此同時，科學家們的研究還表明，心理因素同樣可以成為癌症的誘因。

20世紀50年代中期，美國著名心理學家勞倫斯·萊西曾對一組癌症患者的生活史做過調查，他發現這些患者的一個共同特點是，從童年時開始便留下不同程度的心理創傷，他們或早年喪母，或青年失戀，或中年喪偶，或老年失子，所有這些精神刺激，使他們變得沉默寡言，孤影自憐，對生活失去信心，對工作缺乏熱忱，進而抑鬱悲傷，情緒緊張，精神壓力沉重。

　　美國一學者曾對 8000 名癌症病人進行調查，其大多數惡性腫瘤的臨床表現，都發生在失望、孤獨和其他沉重打擊與精神壓力頻繁發生的時期。

　　中國也有調查資料表明，許多癌症患者發病前半年有較大精神刺激，其比率超過 50% 以上。

　　心理因素為什麼能引起癌症的發生呢？根據目前的研究，原因主要是不良情緒能對機體免疫機能產生抑制作用，從而影響免疫系統對癌細胞的識別和消滅功能。在健康者的體內，雖然正常細胞也存在著發生突變而成為癌細胞的可能，但人體的免疫系統能在這些細胞增殖之前，及時地將它們破壞和消滅。但是，如果人的情緒或其他心理因素長期不好，則會降低體內的免疫功能，從而對癌細胞的肆虐束手無策。

　　因此，一個人能夠經常保持豁達的性格和良好的情緒，培養和維護健全的人格及社會適應能力，對於預防癌症的發生是非常重要的。

　　誠如，美國得克薩斯州州立癌症研究所所長約翰·卡茨伯格所說：「如果人們從兒童時期就學會克服緊張心理的話，癌症的發生就會相應地降低。」

（二）妒忌之心不可有

　　我們人性中的最大的弱點之一就是喜歡與別人比較，本來很好的東西，也覺得很不如意。要知道自己擁有的才是真有，才是給本人帶來快樂的源泉。

　　練功者最忌諱跟別人比較，一比較就容易起分別

心。分別心能引導人誤入迷途，否定了自己本來的美好東西，丟失了手中的寶藏。

記住，每一個人的人生都是一朵獨放的花朵，散發出自己獨特的芬芳。薔薇是不能與牡丹比較的！

嫉妒的心理，簡單說來，就是人對別人的某些方面高於自己時所產生的一種羨慕、惱怒、無奈和悲傷的心理。嫉妒仍然產生於與別人的比較，人正是在比較中才看到了別人高於自己的地方，才羨慕、才惱怒、才無奈、才悲傷、才產生嫉妒心理。

一個嫉妒別人的人，他首先在心理上就是一個弱者、一個自卑的人。正因為他自卑，所以才嫉妒，而嫉妒對人的傷害遠甚於其他不良心理，很有加以克服的必要。

案例

兩年前一位好朋友帶著妻子到我家問病。當天下午兩點，他 33 歲的妻子在體檢時被高度懷疑患了甲狀腺癌，醫生建議開刀取樣。根據我的診斷，他妻子實際主要問題是肝氣不舒，由於工作、家庭等方面的不如意，加之長期加班熬夜，造成肝膽經的氣滯血瘀，從而影響到頸椎、頭部供血，並導致子宮肌瘤（2.6 公分）。如今表現為甲狀腺的影像異常，而實際跟頸椎經絡（膽經風池穴）不通有很大關係。

讓我頗為感慨的是，他妻子是國內某重點大學的年輕副教授，工作非常令人羨慕，因為工作要強，長期加班熬夜，加上無法排解工作、生活中碰到的不如意，長時間

使得肝膽不能得到恢復，造成三焦和內分泌的紊亂，而這樣的情形在我看過的病人中還是占大多數的。對此，一位內分泌專家告誡人們：「過度緊張、長期焦慮等精神負擔，是誘發『甲亢』等疾病的重要因素。」從「甲亢」病人就診時的主訴可知，升學、出國、晉級、提職等，可導致情緒波動，而工作、學習過度勞累引起精神持續緊張，與發病更有密切關係，而農村的「甲亢」病人就較少。

◎ 元神、識神的調養與智慧的生發

《黃帝陰符經》說：「人知其神之神，不知不神之所以神。」這裡的「神」，就是我們今天所說的「意識」，這裡的神和不神與弗洛伊德的「意識」和「無意識」存在著相應的關係。

後來唐代道士呂洞賓在他的著作《太乙金華宗旨》裡面，把《黃帝陰符經》所說的「神」和「不神」重新界定為「識神」和「元神」，認為人的意識分為識神和元神，識神屬後天，而元神屬先天，從現代心理學角度看，識神相當於意識，而元神則相當於無意識。

（二）閉目養神就是歸根的過程

識神與元神之間的關係，很像一棵生長著的樹。識神就如看得見的、向上生長的那一部分，即樹幹、枝葉等；元神（無意識）就如看不見的、向下生長的那一部分，即樹的根。

意識是顯在的，我們可以明顯地感覺到它的存在，它的表達方式是對外部世界的探索；無意識是潛在的，我們常常忽略它的存在，它的表達方式是對內心世界的深入。

樹的根是生長在土壤裡的，對於人類來說，這種土壤就是我們內心世界埋藏的訊息根結。正是這些訊息根結構成了元神。

元神是一個容量極其巨大的訊息庫，包含著個人有生以來的全部訊息，也包括父母雙親及祖祖輩輩乃至人類與生物進化中的全部訊息。向這一巨大的訊息庫深入的過程稱為「歸根」，因而元神又被稱作「歸根意識」。歸根意識雖然是一種潛在的意識，但透過情感世界我們可以體察它的存在。

一般來說，閉目養神的過程就是歸根的過程，就是深入心身巨大訊息庫的過程，就是理順根結的過程，歸根所調動的能量，提供給識神，從而保持識神與元神的動態平衡。

（二）識神生智，元神生慧

因為有了智慧，人類才能擺脫野蠻，走向文明。智由「知」和「日」兩部分組成，知即見識，就是人們對外部世界的探索和認識；日即時間，表示人們對外部世界探索和認識的時間積累。

慧是由「彗」和「心」兩部分組成，彗即掃帚，心即意識或稱心田性海，一把掃帚在心頭，這就是慧的形成

過程。智的形成是由探索外部世界而形成概念，再分析概念與概念的關係而找到規律，這是一種分析、判斷和推理的過程，亦即外求的過程。而慧的形成，則是發生在自己的內心世界，掃除心頭煩惱愁苦的困擾，掃除常規觀念的羈絆，前者為克服「煩惱障」，後者為克服「所知障」。只有此二障被掃地出門，慧才能顯現出來。所以，慧的形成不是外求的過程，而是內省的過程，或者說是一個超越的過程。

智出於識神屬後天，慧出於元神屬先天，二者都是某種洞察能力。智是分辨萬物、尋因求理的洞察能力，而慧則是體認萬物歸根、天人合一的洞察能力。智與慧的關係，就像一棵樹，智就是樹幹、枝葉和果實，而慧則是樹的根，二者相輔相成。人們對於智慧的認識，實際上重視的只是智的那一面，而常常忽略慧的那一面。這種偏頗埋藏著潛在的危機，因為缺少慧的智，常常會導致某些急功近利的短期行為。

○ 養神講究「三分治七分養」

中醫講究「三分治七分養」，所以《黃帝內經》認為最好的養就是透過靜養（攝生），加速體內的血液循環，活血化瘀，疏通經絡，打開任、督二脈，在持之以恆中逐漸改善和消除病灶，最終達到身體素質的提高和身體的健康。

試想一下，因為我們每個人在遺傳和過去漫長的歲

月中，難免因為寒、熱、虛、濕、氣等因素潛伏著一些病，冰凍三尺非一日之寒，指望醫生扎一下、抓一下、切一刀或者吃些特效藥就能徹底治好病是不科學的、不現實的。所以要想徹底治好病，就要我們刻苦地持之以恆地堅持靜養，從而促進體內血液的加速循環，達到活血化瘀、疏通經絡、打開帶脈的目的，才能使我們的身體素質在習練中不斷提高、不斷改善。

近 20 年來我一直堅持每天至少閉目養神 30 分鐘而獲得了健康，身體越來越好，自己身體好了，脾氣也好了，智慧也增長了，最後家庭更和睦，工作也更順利。閉目養神之道指的是人體在靜中（即高度放鬆和沒有意守的情況下）才能恢復各臟腑功能的平衡，其中最重要的是可以提高先天生命之源的腎臟功能，從而達到補充元氣、身體健康的目的。

其實，人們的衰老和壽命的減低無非因為腎的衰老和腎精的枯竭造成的，那麼透過靜坐在提高了腎臟功能以後，就可以促進肝臟的造血機能。這兩個臟腑達到平衡以後，才能把正常的血液輸給我們的心臟（即心系），再把血液壓入全身，這樣促進了身體內血液循環的加速而達到健身的目的。

（一）整體觀的治療原則

我的一位北京大學的師兄是天津某公司的董事長、事業上的成功人士，有條件經常做保健按摩，其實從脈象上判斷，他的頸椎、腰椎和左腿膝蓋（膝蓋最重）都存在

較為嚴重的病因，是遺傳因素造成的，根本不是按摩、推拿能夠治療好的。他說確實如此，他 70 歲的老母親左腿膝蓋問題嚴重，西醫建議更換膝蓋並注入人工潤滑液；而他十多歲的兒子左腿膝蓋同樣也有問題，生下來兩條腿長短就不一樣，但目前生活不受影響，也就只進行了簡單的矯正治療。

他母親左腿膝蓋疼痛，行動不便，西醫診斷是骨與骨之間的潤滑液完全沒有了，所以建議更換膝蓋骨並注入人工潤滑液。但我師兄擔心母親 70 歲高齡經受不住手術的治療，而採取保守的方法。他還積極投資上千萬元進行幹細胞方面的研究，希望能夠開發出新的產品而替代更換膝蓋的方法。

經我診斷，其實他母親主要問題在腎，中醫認為腎主骨，由於遺傳和腎本不足，造成全身骨骼的問題。其實總體上看他母親的膝蓋、頸椎、腰椎、胯骨和腳踝骨都存在嚴重的病因，只是膝蓋和頸椎疼痛更嚴重而已，而且他母親因為頸椎的毛病吃了三十多年的西藥，大夫還明確囑咐雖然會傷到肝、腎，但也還要堅持吃藥。

實際上某些現代的治療方法往往缺乏整體觀，為了治療頸椎病而嚴重傷害到肝、腎，反過來又影響全身的骨骼，造成膝蓋、腰椎等的病變。然後再更換膝蓋骨又會嚴重傷害人的元氣，造成更多的病變。

閉目養神法治病的思想是辨證施治、培養元氣，達到人整體的練精化氣，進而返本歸元，即透過靜坐調理先天之本的腎臟和後天之本的脾胃，使人的元氣與後天水穀

之氣產生的營、衛——陰陽二氣相結合而充滿周身，達到康復健身的目的。

（二）不要迷信「一治就靈」

單一的方法不能治百病，醫學也不能治百病，所以必須在醫學基礎上完成中醫科學、人體科學與自然科學等的有機結合，即要綜合看待新時代的中醫科學養生，明確認識它的科學道理。

有些人還依然迷信地認為自己花錢請著名的大夫或者知名的大師三兩天就可以把病治好，而不願意相信疾病的生成和治療需要漫長過程的道理。他們就願意相信一些宣傳說只要花多少錢三兩天就能把自己的病治好，其實那往往是治療的時候好些，治療後沒幾天病又反覆，花了錢，效果卻並不能令人滿意。

實際上我們應該科學地對待疾病和中醫科學，需要科學地回顧一下自己的病史，明白疾病的治療和身體的健康是「靠三分治七分養」的道理。不要再上當受騙，自己欺騙自己，一定要從科學角度上看待中醫科學與人體科學，從新時代的角度去重新認識閉目養神，認識各種信仰（信佛、信基督教、信伊斯蘭教等）與強身健體的關係，端正態度再去習練。

閉目養神跟所有的宗教信仰都是不矛盾的，任何人都可以習練，不帶有任何的宗教色彩，任何人都可以透過科學的靜坐習練，由持之以恆的堅持而獲得一個好的身體，再更好地去工作、生活，去追求和實踐自己的理想和

信仰。

毛澤東講過：「要想知道梨子的滋味就要親口去嘗一嘗。」閉目養神法的好與壞不是靠我們自己講，要靠大家去體驗。大家按照靜坐的要領和方法刻苦練習一段時間後再來討論這個方法的好與壞，這才是真正的科學。

有些人總是希望用神奇的表演來獲得信心，其實那都是曇花一現，不能治病。不從根本上、從自己身體素質上改變自己都是沒有用的，真正的治療和康復效果要從自己刻苦地靜坐，正確地心安理得地對待坐功去獲得，因為在閉目養神中能夠放鬆下來，能夠心安理得地對待周圍的一切事情，然後人就不生氣了，不生氣也就不傷肝（中醫認為，怒傷肝。肝在五行中屬木），也就不生病了。

我們去醫院都有體會，即使再有名的醫生也不敢保證說哪個病吃一劑藥就能好，必須一劑一劑地吃，還要結合營養和靜養逐漸改善。

閉目養神可培養和增強自我康復能力

現實中有不少這樣的實例：多年不能治癒的頑固疾病會在一定的條件下發生積極的轉化，甚至能夠不治而癒，出現生命的奇蹟——這就是人體自身所具有的神祕自癒能力發揮作用的結果。現代醫學和傳統中醫都相信人體具有自我修復的能力。

世界衛生組織《關於 21 世紀的報告》中說，要把現在對疾病的研究轉向健康的研究，更強調人體自我康復能

力。最新公佈的健康要素的比重包括：自康復能力占
50％，醫院治療只占 8％，其他諸如環境、情緒、飲食、
生活習慣等都對健康有很大的影響。

美國癌症協會的最新研究成果表明，癌症的自然死
亡率只有 30％左右。這說明人體有很強的自我康復能
力，即使是癌症患者，只要一息尚存，生命的自組織能力
就在努力調整，使之重新恢復秩序，這就是許多晚期（包
括癌症）病人突然霍然而癒的原因。

（一）培養人體免疫力、再生能力為主

現代醫學告訴我們，自癒力包含了免疫力、排異
力、癒合和再生能力、內分泌調節力、應激力、協同力
等。德國科學家研究結論也認為，人體自身有能力治癒
60％~70％的不適和疾病，當人有不適或生病時，身體可
以自動調節荷爾蒙、免疫抗體等因素綜合發揮作用對抗疾
病。人體的自癒力是人在自然成長過程中天生形成的，也
有後天因接觸到各種病原微生物，逐步培養的。實際上，
免疫力只是自癒力的一種，在人體正常的機能受到外來病
菌的干擾時，免疫系統就會產生一系列反應，包括吞噬病
毒、產生抗體等。一般來說，人生病，當藥物和治療只能
起到一定程度的作用時，更重要的應該靠人體自身的自癒
力來戰勝疾病。

比如說，很多人在發燒時的第一反應就是吃退燒
藥。其實發燒只是人體的免疫細胞和外來病菌、病毒等進
行抗爭的外在反應，人體可以由發燒來促進新陳代謝。一

般來說，低於 39℃的發燒，不會引起體內環境的紊亂，不會燒壞身體，而只會把身體儲藏的養分耗盡，導致身體衰弱，所以，這個時候，補充足夠的能量（蛋白質、脂肪、維生素、礦物質），透過休息、飲水的措施來緩解，根本不必使用退燒藥。

如果輕易地制止發燒，對孩子來說，就是抑制了孩子生理系統的成熟和成長；對成年人來說，就失去了一次排出體內毒素的機會。

案例

張某一直從事商場服務行業，由於免疫力下降，在流感流行期間感冒了，且一直不見好，過了一段時間，她發現自己對味覺、嗅覺沒有任何反應，於是到醫院治療，輸液、打針數月不見好轉，後經親人介紹接觸了閉目養神法，靜養一段時間後，奇蹟出現了，張某開始有了味覺、嗅覺，對自己更加有信心了，每天的靜坐也越來越刻苦，現在已經痊癒了。

（二）適當藉助食補和藥養

應當指出，人體靜養（閉目養神）不是萬能的，有時候得了病只靠靜養和自癒力是不可取的，當人體免疫細胞抵擋不住病毒時，就需要藉助藥物。

人體由大小便和汗液、呼吸、皮膚分泌等自然排毒法，排出一部分毒素，而由中藥、食補、刮痧、推拿、針灸等方法溫行陽氣，使陽氣充盛，整個機體的新陳代謝就

充滿活力，能夠自然而然地把這些毒素排出體外，從而增強自癒力。

傳統中醫認為藥食是同源的，所以由中藥、飲食營養、運動改善體內環境，使我們的身體由攝取、消化、吸收和利用食物或養料生化成身體的元氣，元氣旺則正氣旺，就能鞏固身體的自癒力。

另外，由運動還可以使人體的經絡暢通，促進氣血循環，改善五臟六腑的功能，從而增強自身的自癒力；由刮痧、推拿、按摩、針灸等中醫物理療法，刺激穴位，加強排毒能力，讓體內物質在新陳代謝過程中產生的自然廢物和腸道內食物殘渣的腐敗產物等全部排出，最終達到自我康復的目的。

閉目養神法是一門理想的健身術，因為它不需要特殊的條件，不需要特殊的設備，不限年齡、不限體質、不限性別，人人皆可練習，有病的可以練，健康人可以練。同時閉目養神可以改變人的智能，使所有練功的人聰明起來，使人達到心平氣和，多做善事、好事的目的。

所以，一切治療方法如閉目養神、草藥、針灸、推拿等，都是調理手段，目的都在於使人體恢復平衡。把五臟六腑扶正後，才能激發人體自癒機能。

所以，人體的自癒力不可忽視，自然界中的生命都帶有自我修復的功能，人作為萬物之靈更是被賦予了很強的自我修復能力，所以最能幫助您的醫生是您身體的自癒力，請一定要相信它！

案例

50 歲的周某是內蒙古自治區北方重工的一名退休職工。1996 年以前身體很差，疾病纏身，患有心臟病、脈管炎、腦神經痛，同時還有眼底黃斑病變，視力僅為 0.2，每天都要吃大量的藥物才能緩解頭痛，無法正常工作和生活，需要家人的照顧。

1996 年開始接受楊軍老師的治療，抱著試試看的心態，開始了第一次閉目養神練習。大概 20 分鐘左右，眼淚開始往外流，接著就是打嗝、排氣，手上排出黏液；一個半小時後，周某睜開眼睛，覺得特別輕鬆。帶著疑惑，周某問楊老師，為什麼會出現上面的現象。老師說，這是身體正在排除毒氣、病菌，毒氣、病菌排除後身體自然就好了。

因為病菌是看不到的、無形的，只有到了發作的時候才被發現，雖然大家看上去沒有病，但都會攜帶潛在的疾病。如果等疾病發作，就為時已晚了。

幾年前，周某不小心從台階上滑倒，摔到了腰，當時只感覺疼痛而已，她自己並沒有在意。後來周某在閉目養神的時候，腳突然腫得厲害，連鞋都穿不上（現在還保留著當時的照片）。她害怕極了，心想，反病氣怎麼能反到腎上呢？後來，楊老師解釋說，幾年前那次摔倒，摔破了腎膜，如果現在不根治，以後會更嚴重。聽了這些，周某每天堅持一個半小時的靜養。一直到現在，既不用吃藥了，也不用家人照顧了。

參考文獻

1. 楊忠奇，等.心主神明與腦主神明之爭【J】.廣州中醫藥大學學報，2000,17（2）：123—125.

2. 楊通.人活一口氣——養生先養氣.北京：化學工業出版社，2010：122—142.

3. 姚樹橋，孫學禮.醫學心理學. 北京：人民衛生出版社，1991：217—219.221—224.

4. 李庶巾.傳世養生秘籍·精神養生.北京：中國戲劇出版社，2004：18—36.

5. 施杞.實用中國養生全書.上海：學林出版社，1990：86—99.

6. 王紅英.淺談情志疾病與心身醫學【J】.中國醫學理論與實踐，2005,15（2）：218—219.

7. 熊抗美，趙志付，等.中醫心身並治法在心身疾病康復中的應用【J】.中國臨床康復，2005,9（8）：184—185.

8. 黃健，郭麗娃.張景岳中醫心身醫學思想辨析【J】.中國中醫基礎醫學雜誌，2005,11（2）：153—155.

| 第二章 |

協調臟腑，
通經活絡

　　人的生命活動概括起來可分為兩大類：一類是以物質、能量代謝為主的生理性活動；另一類是精神性活動。所以在人體統一整體中，起統帥和協調作用的是心神，只有在心神的統帥調節下，生命活動才表現出各臟器組織的整體特性、整體功能、整體行為、整體規律。因此養生必須養神，既要注意形體健康，更要注重心理衛生。

　　人身三寶「精氣神」，但現實生活中卻常常「久視傷精，久臥傷氣，久聽傷神」，為了修復損傷的「精氣神」，養生家提出「寡慾以養精，寡言以養氣，寡思以養神」的論點。

　　閉目養神法正是這一論點的具體體現。閉目養神可以同時調補人的精、氣、神，可以保養元氣、真氣和精氣，達到疏通經絡、修性固命、返樸歸真的目的。

◎ 臟腑元氣調補的醫學原理

　　閉目養神的根本目的在於透過靜養培養和蓄積人體的真氣和元氣，灌注任、督二脈，打通周天經絡。《黃帝內經》說：「真氣者，所受於天，與穀氣並而充身者

也。」人體生命活動的能量，一源於先天元氣，二源於呼吸得來的氧氣和食物化生的穀氣。人身先天元氣，來源於父母，儲藏於腎。講究養生的人，就主張在先天元氣未消耗完之前，抓緊修養，一方面盡量減少元精、元氣的消耗，靜心靜養；另一方面以後天充養先天，旺盛真氣，卻老復壯。

小周天貫通往往是元氣充沛的體現。小周天貫通的人食慾旺盛，精神振作，臟腑的功能得到調整，健康狀況得到改善，一些輕淺的病症在這期間得到改觀。但臟腑的器質性病變則需要一些時日，需要真氣和元氣疏通病灶經絡後，排除病邪，才能徹底康復。

在排病通經絡過程中，會出現病灶反應，有時反應還會很強烈。出現這些反應時應該認識到這是病灶反應，不必驚慌。只要更加刻苦地專心靜養，病症就會完全調治痊癒。等到身體各方面的病狀都得到調治，十二經絡都比較暢通了，全身反應才會逐漸平穩下來，並且靜養的功夫會進一步提高，達到胎息、虛無境界。

反之如果病症沒有治癒，體內正邪相攻現象未消除，病灶反應就不會平息，因此，也就很難出現胎息、虛無等現象。胎息、虛無的現象都是在身體康復基礎上出現的，這種境界是可遇不可求的，是自然而然呈現的。

◎ 通經活絡，打通元氣運行的通路

真氣又名元氣，是人體活動的原動力。經絡學說是

中醫理論體系的重要組成部分，是研究人體生理活動、病理變化及其相互關係的學說。

《靈樞・經脈》篇說：「經脈者，所以決死生、處百病、調虛實，不可不通。」因此有「治病不明臟腑、經絡，開口動手便錯」之說。

《靈樞・經別》說：「夫十二經脈者，人之所以生，病之所以成，人之所以治，病之所以起。」我們說經絡是人體真氣運行的通路，因為經有經過及路徑的含義，是縱行的幹線；絡是聯絡的意思，是經的分支，聯繫著陰陽各經，微小的分支叫孫絡，密佈於機體各部，起到通達真氣、調補元氣的作用。

明朝李時珍的《奇經八脈考》中關於「內景隧道，唯返觀者能照察之」的著名論斷，即是親自實踐「返觀內照」靜養功夫的結晶。因此經絡在《黃帝內經》被稱為「經隧」，它是由各個組織間隙大小不同的隧道所構成，如肌肉、筋骨、神經、血管、腺體等，既有嚴密的分工，又有互相協調的作用。

這些組織之所以能夠有節律地運動，是因為有經隧中源源不斷的真氣運行。

閉目養神可以培養元氣、貫通經絡，是增強和恢復生理功能的主要手段。所謂經是指直行而較大的十二條經脈，這十二條經脈與臟腑有密切的聯繫，稱為正經。

十二經脈首尾相接，真氣運行其間，如環無端。另外還有八條經脈叫奇經八脈，是十二經脈傳注的紐帶，如果把十二經脈比作大河的話，那麼奇經八脈就可以比作湖

澤。所以十二經脈中元氣的盛衰，要靠奇經八脈來平衡。奇經八脈中尤以任、督二脈最為重要。

至於絡脈則有十五條，橫行於陰經、陽經之間，為十二經脈表裡配合聯繫傳注的紐帶。絡脈之細微者叫孫絡、浮絡，就像網那樣遍佈全身。

閉目養神就是透過放鬆身心，使元氣沿著全身經絡路線，內通五臟六腑，外達四肢百骸及八萬四千個毛孔，給機體的每個組織系統供應充足的能量，從而使新陳代謝旺盛，增強機體的生理功能，生命力日益旺盛，自然就會增進健康，預防疾病。

經絡學說是中醫指導臨床的一個重要學說，而元氣的調補和運行才是經絡活動的實質。元氣是生命的能量，經絡則是元氣的通路，二者是互相依存的，所以說經絡的活動實質是元氣和真氣的運行。

（一）微循環系統與經絡通暢

經絡包括經脈和絡脈，經脈有一定的循行區域，而絡脈則縱橫交錯，網絡全身，把人體所有的臟腑、器官、孔竅及皮肉筋骨等組織聯絡成一個統一的有機整體。在中醫經絡理論中，經絡是運行氣血、營養臟腑肢節的通路，是機體生命活動的能量來源。

現代醫學認為，人體新陳代謝所需要的能量全部來源於血液，血液微循環系統在人體新陳代謝中起了至關重要的作用。

實際中醫的經絡也是人體的微循環系統。經脈是微

循環相對集中的區帶，絡脈是經脈區帶以外的微循環，穴位是微循環開放的集中點。經絡現象是人體微循環血管的肌肉與支配微循環的神經系統相互作用的功能表現。

中醫認為經絡的通暢與否，關係到人體的生、死、病、康。「痛則不通，通則不痛」指的就是經絡是否通暢與疾病和健康之間的關係。

閉目養神能夠調補人體元氣而疏通人體的微循環（經絡），所以就能治療疾病。有些疾病之所以頑固難癒，就是因為微循環受阻很難打通的緣故。

（二）靜養的根本原則——順其自然

閉目養神主要由放鬆身心，一切順其自然從而達到保養元氣、貫通經絡、變理陰陽、調和氣血、促進細胞新陳代謝的作用，使身體內部的固有潛能得以挖掘，發揮自我調節、自我康復的能力，實現防病治病、開發智慧、美容健體、延年益壽的良好願望。

閉目養神由全身八萬四千個毛孔的自然呼吸和能量交換，逐漸實現小周天、大周天的貫通，經過煉精化氣、煉氣化神、煉神還虛三個階段獲得防病治病、健身延年的效果，機體生理功能呈現後天返先天的變化。繼續鍛鍊，向煉神還虛的高級階段邁進，最終可以達到長生久視、返璞歸真的終極目的。

善攝生者，堅持不懈的養生鍛鍊，由後天返先天，腎氣源源不斷地灌溉腦海，整個身心都會發生全面的變化。《丹經》說：「要得不老，還精補腦。」任、督二脈

就像天地的子午，任脈統攝諸陰經，督脈總統諸陽經，任、督一通，十二經脈隨之暢通，這時旺盛的真氣運行，陰陽得到平衡。

○ 臟腑經絡調補賦予人體能量

據現代醫學科學研究記載，人的身體是由幾百萬億細胞所構成。人體的生長、發育、衰老、死亡等現象都是在細胞新陳代謝基礎上形成的，而促使細胞新陳代謝的動力源泉就是元氣。

根據中醫理論，元氣在人體內的集中和運行，是有一定的規律和路線的。元氣沿著特有的路線有節律地充養全身，賦予各組織細胞生命活力，這就是十二經脈、十五絡脈、奇經八脈的活動實質。

先天元氣集中運行於任、督二脈，是生命動力的源泉。人出生以後，開始了外呼吸，用後天的生活形式代替了先天的生活形式，之後由於外感六淫、內傷七情、飲食失節、勞傷等，先天元氣運行的道路便逐漸滯塞，甚至不通，使人體正常的真氣運行受到影響，身體逐漸衰弱，疾病乘虛而入，未老先衰。

所以，根據生命的形成、生長的規律，注意後天調攝和鍛鍊，培養本元，恢復先天元氣運行，就可以充分發揮機體的內在活力，增強自我修復、自我建設的本能，這才是抗病免疫、保健延年的最根本的辦法。

案例

　　郭某，女，某公司老總。郭某從 2010 年 10 月接觸到閉目養神法，透過練習改善了自身的健康狀況。受到她的影響，家裡小至 18 歲，大到 80 多歲的親戚，每天都在堅持做閉目養神。

　　令她感觸最深的是她小姨練習後發生的變化。她小姨 22 年前腰和腿都受了傷，拄著雙拐都不能獨立行走，醫院給予的治療方法對她小姨的病一直都沒什麼效果。

　　她小姨從 2011 年春節開始做靜養，每天堅持兩個小時，直到同年 4 月初的一天早上起來，突然覺得腿有勁了，便不用拄拐就能走路了。

（一）元氣——溫養人體的小火爐

　　元氣有先天和後天之分。

　　先天之氣是隨著生命而來的，是由元精化生出來的，所以也叫元氣。人在生命過程中，元氣不斷消耗，因此必須得到後天之氣不斷地補充，才能夠化源不絕。

　　後天之氣是由口鼻攝取的氧氣和養料（古稱陽精和陰精），隨著血液循環到達組織間隙被細胞攝取後，在氧化過程中產生的熱和能，為人體生命的物質基礎和動力源泉。故《靈樞・刺節真邪論》說：「真氣者，所受於天，與穀氣並而充身者也。」

　　《黃帝內經》認為，真氣（元氣）是先天元精化生，發源於腎，藏於丹田，借三焦之道通達周身，推動五

臟六腑等一切器官、組織的活動。元氣所在部位不同，表現出來的功用也不一樣：氣在陽即陽氣，氣在陰即陰氣；在胃曰胃氣，在脾曰充氣，在裡曰營氣，在表曰衛氣，在上焦曰宗氣，在中焦曰中氣，在下焦曰元陰元陽之氣，在經隧的叫經氣。《素問・離合真邪論》說：「真氣者，經氣也。」說明真氣的功用是多方面的。

閉目養神就是根據陰陽互根、動靜相育、體用並存及保持動態平衡生理的需要，用特定的方法，凝神調息，培養真氣，貫通經絡，促進細胞的新陳代謝，加強大腦皮層的自調能力，以恢復先天的生理機制，旺盛元氣運行，所以具有良好的保健養生功效。

元氣是人體生命活動的物質基礎和動力源泉，故可概稱為生命活動的能量。精，秉受於先天，與生俱來，為生命起源的物質；元氣，是生命的動力，五臟六腑、四肢百骸之所以能正常地工作，各盡職能，就是依靠元氣溫養賦予能量，否則，就沒有精的再生，也就神去身亡了。在後天的生活中，為了保持身體的健康，為了積精全神，首先應以培養元氣為主。

（二）靜以養生

相傳軒轅黃帝，曾問道於廣成子。廣成子告黃帝曰：「至道之精，窈窈冥冥；至道之極，昏昏默默。無視無聽，抱神以靜，形將自正。必靜必清，毋勞汝形，毋搖汝精，無思慮營營，乃可以長生。」（《黃帝外經》）四五千年前人們就從「靜極生動」這一自然規律中探索到養

生的方法。

　　三聖治世以來，人民生活安舒、心地淳樸，社會形式單純，除了正常的生產勞動外，人們沒有過多的交往和干擾，所以有充分的休養生息時間，每在清靜無為的精神狀態下，體內便產生有益的生理活動，對防病治病、增進健康有顯著的效果。

　　《老子・十五章》中，具體說明了閉目養神初始的條件、閉目養神過程中體內產生的一些生理變化，以及由衰返壯的修為結果，並指出要少浪費精力。這種既開源又節流的措施，後世稱為黃老之道。

（三）動靜結合顯奇效

　　動與靜是宇宙間事物運動中對立統一的兩個方面。閉目養神有效地利用了靜與動的關係，促進了真氣運行和元氣的調補，使機體更好地發揮了生命活力，達到了祛病延年的目的。有動必然有靜，有靜必然有動。靜極生動，動極復靜。

　　閉目養神追求的是外靜內動，即動是絕對的，靜是相對的，形體屬陰主靜，真氣屬陽主動，只有陰陽互根，動靜相育，形氣並存，才是生機活潑的最佳狀況。

　　靜養就是使身體安靜下來，透過放鬆身心、自然呼吸而推動真氣運行，同時大腦皮層高度發揮它的調節管制機能，使內環境生機旺盛，從而防病治病；動養則是利用運動形式，導引真氣運行，用姿勢來調整自己的精神，排除雜念，慢慢地使大腦皮層由動而靜，旺盛機體的生理機能。前

者是靜中求動，後者是動中求靜，達到的目的也不一樣，但動養則必須有靜養的基礎，動靜結合，效果才理想。

怎樣才算靜呢？我們所說的靜，就是使身體安靜下來，放鬆身心而達到自然呼吸，推動真氣運行，衝通任督，貫通經絡，靜養到一定程度，真氣在經隧中一刻不停地運動，這種內景是千變萬化、豐富多彩的，身體各部機能也都處於積極主動、生機盎然的狀態，因此我們認為的靜是指對外界反應或思維活動暫時的相對的靜。

同樣人體的動是絕對的，靜是相對的，動到一定的程度，必然要靜下來休整生息，以利再動，比如練習華佗的五禽戲等，以合理的姿勢帶動呼吸，導引真氣旺盛地運行，練習到身氣合一、形神俱妙的時候，只覺得通體輕鬆，心情愉悅，鼻息微微，一念不起，處於無我的狀態，站到那裡，動也不動了，充分表現出動極復靜的自然規律。總之，陽主動、陰主靜，自然界萬物正是在陰陽交替動靜之中生生不息地發展。

早上陽氣升發之時，宜練動功為主；晚上陰氣降至之時則應以靜養為主。只要真正把握閉目養神的動和靜，就一定能使機體產生大量真氣和元氣，積累到一定程度自然會水到渠成，獲得健康的。

◎ 閉目養神的法門 —— 持之以恆

養神的理論產生於春秋戰國時期。《黃帝內經》說得更明確：「恬淡虛無，真氣從之，精神內守，病安從

來？」養神是一種辯證的哲學，但靜養並不意味著靜止不動，由閉目養神可以加速體內的血液循環、促進消化吸收等功能，與傳統運動養生法是相輔相成的。

神屬陽，在生命活動中易於動而耗散，難以清靜內守，務須養之以靜；形屬陰，易靜而難動，故養形以適當的運動為貴。所以，靜以養神，動以養形，動靜兼修，形神共養，才能使體內氣血流暢，陰陽平衡，從而達到延年益壽的效果。

（一）閉目養神與運動不矛盾

閉目養神是一種經絡自然療法，其治療疾病的機理在於調控微循環，從而達到疏通經絡、調節氣血、活血化瘀、培養元氣、祛病延年的功效。另外我師承的中醫閉目養神法還需要隨著功夫的提高，適當作一些引動功，由動靜結合來把握三元一體（天地人、精氣神、元氣陰陽）的協調以培訓元氣，達到恬淡虛無，清靜自然，包容一切，又在一切之中的太和境界。

根據中醫的觀點，氣血是人之本，人體生命是氣和血所組成，血是形體組成的基礎，氣是生命活動的能源，它們在生成作用方面既有共同之處，又有不同之處。

共同之處是：它們的生成均需要水穀之精微和腎中之精氣，氣和血均為人體生命活動的重要物質基礎，它們生成與運行都有賴於肺、脾、腎的正常功能活動。

不同之處是：氣有推動作用，屬陽；血有營養滋潤的作用，屬陰。

在兩者的關係上，氣為動力，血為基礎，「血為氣之母，氣為血之帥」。因而，氣阻則血滯，血瘀則氣結，氣不通則痛，血不通則腫。血氣不和，則運化失衡而生病。氣運和順，血行自能暢通，機體各部功能平衡，代謝正常，則諸病不生。

中醫治病就是以調經順氣為主，閉目養神就是以此為理論依據，心神平靜，血液循環正常，便能體健長壽；如果心神不寧，則血運失衡，必影響臟腑的生化功能，有傷形體，而不利生命的存在。

「生命在於運動」，已眾所周知，但生命又在於靜養，或許還有人不夠明了。按生物化學分析，人在運動時氣化加速，新陳代謝增高，會消耗能量，在靜息時還原、合成占優勢，代謝降低，可儲藏能量。

實踐證明，人在靜養（靜功）狀態下神經緊張度放鬆，呼吸、心率、血壓、體溫均相應降低。這種積累效應，自然能夠防治疾病，增進健康，延長壽命。

實際上人體也像手機、汽車等機器一樣，每天都會消耗、釋放大量能量，經受風、寒、暑、濕、燥、火等的磨損，所以需要閉目靜養至少 30 分鐘才能補充相應的能量。靜坐時間越長越好，多餘的能量可以儲存下來調節機體各臟腑的平衡，開發智慧，激發人體潛能，更好地促進人體健康和事業的發展。

（二）恆久便能現奇效

我從小很重視運動，以後進行了 8 年多的長跑和健

美鍛鍊，身體一直挺好。大學二年級時因病住院並休養了一段時間，身體素質直線下降，於是開始到處尋訪「名醫」，直到遇到家傳中醫大夫楊玉峰師父，並開始學習中醫閉目養神的方法，結合情志養生，半年內就徹底恢復了健康。

剛開始接觸閉目養神時，我每天中午都必須午睡 1 小時，而且總是感覺渾身乏力，靜坐 2 週後很快就發現不用睡午覺下午也非常精神。中午如果靜坐 30 分鐘比午睡的效果好很多。

此外在工作和生活中我也經常碰到棘手的問題，在靜中去思考如何應對，總是能夠豁然貫通，獲得較滿意的答案，而且身體的能量充足，身體素質一直很好，同時隨著靜坐參修的積累，事業也獲得了巨大的進步。

十多年來我雖然一直承受著超強的工作壓力，經常工作到深夜，每天的睡眠往往只有六七個小時，但我的身體一直很好，似乎有用不完的力量。

【閉目養神的普及型姿勢】

坐椅子的三分之一，兩腳踏地，兩腿略寬於肩，兩手自然地放在大腿上，手心向上，閉目面帶微笑，在樂觀狀態中靜坐，沒有意守，只需順其自然，放鬆入靜。想收功時睜開眼慢慢活動一下即可，不要馬上洗手洗臉，這時的收功代表全面的得道，代表身心和思想的受益。這裡所說的靜是指身體、臟腑、肌肉和骨骼的鬆靜，不是指思維的靜，不是指什麼也不想、完全沒有意識。

閉目養生可以獲得三大收益，即：治病強身、思考

人生和增長智慧，達到「形神兼養」的目的，可以在靜坐過程中思考和反思自己工作、生活和學習上的問題，同時還可以積累人體精華之氣，強身祛病，增長高智慧。

因為一切講究順其自然，所以具有不意守、不驚功和不出偏等三大特點，工作繁忙的人可以把手機、電話放在手邊，靜養過程中也可以在功態下閉著眼睛接電話，通話結束後再繼續靜坐，對於中老年人和患者，也可以不必拘泥於姿勢，可以在閉目養生過程中不斷調整自己的坐姿，以最為舒服的姿勢為宜。

這種養生的方法與所有的宗教信仰都是不矛盾的，任何人都可以習練，信仰更多是代表一種思想和精神層面的，不能代表健康和長壽。人吃五穀雜糧往往會生病，只有持之以恆地堅持閉目養生，再結合有規律的生活起居才能達到「形神兼養」，獲得健康，最終達到身體素質的提高和健康的身體，為本職工作服務，這才是新時代值得我們追求的正確的健康養生思想。

靜養之法，簡單易學，很快就能見效，但要鞏固和提高

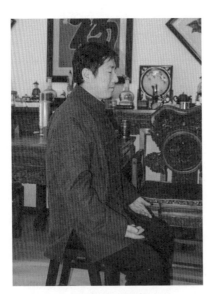

閉目養神的普及型姿勢

功效，還必須知道氣的性質和作用，更好地把握運氣的規律。氣來源於兩方面：

一是從先天獲得，即稟受父母的精微，稱為先天之精；

二是從後天獲得，即人出生以後從自然界獲得水穀精微和清氣（氧氣），稱為後天之精。

先天之精、氣在腎的作用下向上經中焦與脾胃化生的水穀精微相併，再至上焦與所吸入的清氣相結合形成了氣。在肺的作用下，輸布運行全身，任何一個環節發生異常，均可妨礙氣的生成。氣進行生理活動的根本功能是氣化作用。臟腑和一切組織的生理功能都是氣化作用的表現，沒有氣化作用便沒有人體的生理功能，透過靜養可以促進氣化作用，具體有以下的功效：

1. 推動作用

靜養能激發和促進人體的生長發育和臟腑、經絡等組織器官的生理功能，推動血和津液的生成輸布。

2. 溫煦作用

靜養具有熱能和溫養機體作用，使之維持正常的體溫，從而保證各種生理功能正常進行。

3. 固攝作用

靜養可控制血液的正常運行，控制汗液的正常發散，控制尿液有節制地排泄；控制精液的損耗，還能使腹內某些內臟位置相對穩定而不下移。

4. 防禦作用

由靜養可以加強保護肌表、防禦外邪入侵的作用。

5. 增強氣化作用

由靜養能使臟腑之氣增強，促進體內的氣化作用，保證臟腑的正常狀態。所以靜養可提高內臟的生理功能，延長人類的壽命。

透過靜養病好轉了，身體健康了，仍然需要繼續練功，因為一方面我們習練的目的不僅僅是為了祛病健身，還要進一步開發智力，為社會和諧、國家和民族的富強而服務；另一方面，透過靜養的鍛鍊所獲得的強健身體不可能一勞永逸，人隨著年齡的增長，機體會不斷老化，加上外界環境也會影響人的生理和心理，一些病菌、病毒對人體的侵害是無孔不入的，只有堅持持之以恆的習練，才能不斷提高身體素質，增強免疫能力，確保身體健康。

◯ 閉目養神能遠離養生五難

中國古代先賢一再強調養生實際上是很難的一件事，嵇康寫過《養生論》，提出養生有五個難點：

一是「名利不滅」

人對名利過分追求就會調動人體的元氣而造成較大的傷害。

一些退休的老人往往嘴上說要淡泊名利，但實際工作起來就又追求盡善盡美了，往往還希望讓大家說他好，追求一個好名聲，覺得做什麼事都要得到大家的肯定，正是這個誤區，才使得我們醫院兩位老專家拚命工作、廢寢忘食而相繼故去。

二是「喜怒不除」

如果人不能合理地控制喜怒，就會有很多問題，人喜怒形於色有時也不見得是壞事，只要不過度，懂得節制就好。一個人不應該總讓自己處在發怒的狀態或者憂鬱、恐懼的狀態，而情志不遂對人體的傷害還是很大的，可以誘發潛伏的疾病和癌基因等。

三是「聲色不去」

縱情奢慾會造成人的很多疾患，我的一些老闆朋友經常夜夜歌舞昇平，搞到凌晨三四點才睡覺，對身體的傷害是非常明顯的。

四是「滋味不絕」

表面上指人喜歡吃好的、喝好的，實際上也是指總想吃喝的慾望。其實我們會發現再好吃的東西，到最後人也可能會忘記。人得到滿足以後，肯定會把這個慾望忘掉的，所以過分地滿足自己的慾望，會對身體造成某種損傷。

五是「神慮轉發」

指一天到晚胡思亂想，思慮過度，包括多思、多念、多慾、多事、多語、多怒等，都會對五臟之神明造成傷害。中醫認為人「多思則神怠」，想得多了，人的心神會疲憊；「多念則神散」，念頭太多的話，人的神明就會散失；「多欲則損志」，如果人慾望太多，會對腎精造成一些很不好的影響；「多事則形疲」，如果不管大事小事，一定親力親為的話，人的形體就會受到傷害；「多語則氣喪」，如果說得太多，就會使人的氣機混亂。

（一）靜養不可貪特效

《素問・上古天真論》中論述了養生的道理和方法：「上古聖人之教下也，皆謂之虛邪賊風，避之有時，恬淡虛無，真氣從之，精神內守，病安從來？」因此，高層次的「恬淡虛無」是積極的，它鼓勵人們向修練的高層次進軍，盡可能修到賢人、至人、真人這樣的高層次。

我們每一個靜養的習練者通常有三個目標，即身心健康；人與自然和社會和諧；最終開發出潛在能力，能夠給別人治病，服務他人，服務社會。這幾個目標都是我們所期待的，但是一定要用正確的觀念去追求。

對於健康、智慧和特異能力等是很多人都渴望的，但往往越渴望越得不到，實際往往是不求自得，也就是說我們追求健康、智慧等都應該心平氣和，順其自然，這才真正符合自然科學。

我們身體的好轉並達到健康是要從刻苦、持之以恆的靜養中獲得的，同樣智慧的增長、事業順利、特異功能的激發也是靠持之以恆地刻苦堅持靜養，打好基礎後你才能得到的，尤其是特異功能的出現是不可追求的。一切都應順其自然，要有意練功無意成功，不求而自得，也即「積功累德，莫問前程」反倒會獲得最大的收穫和成功。

（二）心平氣和是坦途

歷代養生學家對「和」都有闡發，各派養生學家在論述各自的養生理論時，不約而同地在「和」上達到了共

同的看法。他們把養生學上動靜合宜、勞逸適度、陰陽平衡、形神相親所形成的最佳狀態，稱之為「和」。他們都主張「以和養生」，所以個人認為「以和養生」就是我國傳統養生學的基本理論。

現代醫學中如冠心病、高血壓、腦血栓、癌症等都與心理因素及社會環境有著密切關係。俗話講：「百病氣上得」「怒則氣上，喜則氣緩，悲則氣趨，恐則氣下，驚則氣亂，勞則氣耗，思則氣結」，而「和」則氣順。人首先要自己與自己和，心平氣和，喜樂自生，自解、自樂、自逍遙，在日常生活中更提倡親和行為，調和人體五臟六腑的能量，向德、向和的方向轉化，機體分子有序化，調解陰陽平衡，使人強身健體，防病治病，延年益壽。

那麼如何達到「和」的境界呢？要想達到這個境界就必須凡事都往好處想，凡事要往寬處想；不與自己過不去。和則氣順不生病，逆則生氣全身病。

鄭板橋說得好：「難得糊塗。」古人說：「吃虧是福。」人與人之間少一點私心，少一點計較，少一點嫉妒；多點愛心，多一點理解，多一點寬容。在生活中不要太「小氣」，不要太追求「官氣」「財氣」，少一點「牛氣」「大氣」「脾氣」「火氣」；多一點「和氣」「神氣」，遇事要沉住「氣」，隨緣是福，這就是與自然「和」，與天地「和」。

可見一個人只有時時保持心平氣和，才能達到性命雙修，達到秒秒安詳。只要秒秒安詳，一切身心疾病也就沒有了，人也超脫了，人格也高尚、完美了。

案例

樊某，女。30 年的重度失眠，長期睡眠不足。在學習靜養（指閉目養神）的一年中多次發生嘔吐、發燒、腸鳴腹瀉、原來疼痛的部位加重等現象，這就是一種排病反應，但是和得病的感覺是不一樣的。每次排病後，學員都會覺得身體向好的方向轉變，也能清楚地感覺到原來的病根在逐步減輕，最明顯感覺是：精神越來越好，水腫基本消失，頭疼、肩背疼都有好轉，原來左胳膊抬不起來，現在已經活動自如。

該學員原來氣滯血瘀，脾氣特別暴躁，動不動就火冒三丈，經常無名煩惱，現在也改變了很多，即使遇到很大的煩心事，也能很好地控制，每天靜坐兩小時左右，心裡很平靜，收功後神清氣爽，有明顯氣脈在不斷打通的感受，免疫力也加強了，幾十年的嚴重失眠也有很大改善。

（三）真正做到「鬆、靜、自然」

氣是構成宇宙萬物的根本，也是構成生命活動的根本，當宇宙處於混沌階段，沒有生物、沒有人類，整個宇宙間只充滿了氣，以後混沌初開，由氣構成星體，產生萬物，出現生命，發展到有人類，出現人的高級精神意識活動，人的全身，乃至細胞、分子、原子、電子的活動都受到意識的支配、控制。

人在虛、無、空狀態下，才能使全身的細胞、組織之氣恢復到原始狀態，隨著宇宙天體的運行規律而運轉，

人和宇宙之氣融為一體，自然溝通，互相交換、補充，就可以使病體得到恢復。

而訓練有素者還能釋放大量能量，具有與外界環境相溝通的功能，產生常人所不具備的特異功能，在虛、無、空的基態背景下激發意念，將會調動全體（至少一大部分）神經細胞、腦細胞等一致行動，形成高度有序的作用，顯示出可觀的念力來，就像雷射器產生高度有序光束而形成雷射一樣。考慮到每個活細胞都會發射電波，當有大量細胞在同一意念指令下，做高度有序的同步行動時，其效應之大，可想而知。

對於一般人，或靜養層次淺的人，不會進入無念、入靜境界，因而不能在虛、無、空的基態下激發意念。它的意念生滅過程，全在激發態的雜念中進行，它的念力是微不足道的。

同時，由於它的意念是在雜念背景下產生的，所以不能調動自己的全體（或大量）細胞做出高度有序的一致行動，因而其念力雖有也弱，根本不能顯示作用。

這是一般人及靜養層次淺的人所發意念，沒有功效的道理。這些現象說明，靜養中所說的虛、無、空（即忘我入靜狀態），是念力場的基態，只有在念力基態下激發的意念，才能調動大量神經細胞、腦細胞同步發揮作用，類似激光的形成而顯示念力。所以，靜養中的虛、無、空，是增強念力、產生靜養功效、發揮功能的首要條件，這就是在靜養過程中真正作到「鬆、靜、自然」的人能出高功能的道理所在。

案例

楊某，女，55 歲。自述：

2008 年冬月，我有幸認識了張海生老師，學會了中醫閉目養神自然養生療法。張老師指導我閉目靜靜地坐在椅子上，給我調理身體。對於我的病症，張老師都說得非常準確。這些年由於高血壓，心、腦血管都有病灶，犯病時痛苦之極。聽著張老師的講解，一會兒就感覺像有一塊吸鐵石一樣，把我吸住，心沉下來了，呼吸也舒暢了，心率也平緩下來。我當時很激動，心想：這個養生辦法真不錯，自己可有救了。

從此以後，每天我都堅持靜坐。在靜坐的過程中，身體上的各種反應都不一樣，如麻、脹、疼、冷、熱等。我因為腦血管不好，頭上總是脹脹的，好像壓了一個大鍋蓋。靜坐時，頭部一會左邊頂著疼，一會右邊頂著疼，練了一段時間，有一天靜坐時，突然右耳衝出一股熱氣，頭部馬上舒服了很多。不是親身體會，誰會相信耳朵裡會衝出熱氣？衝病灶時難免這疼那疼，總之哪有病，哪個部位就有反應。

發病厲害時也有點害怕，不知所措，我就給張老師打電話，張老師便耐心地告訴我是怎麼回事。有時難受得很厲害時，張老師就帶功調理，我馬上就緩解了。

經過這一年多的靜坐，讓我的身心都得到了修正，各種病症都得到了緩解並向好的方向快速發展。當在生活中遇到了不愉快的事情時，我在過去就會生悶氣或發脾

氣，但現在我會靜靜地想：這些其實都不算什麼。這樣修身養性，使我的心豁達了，對人寬容了。

◎ 閉目養神才能標本兼治

近年來，大家越來越關注養生保健，我身邊的一些老闆朋友，似乎一不舒服就去做保健按摩，或者去醫院買些進口特效藥，或者請專家給開方子吃。也有朋友常拿著稀奇古怪的藥方來問我，也常問我按摩什麼地方來治療自己的不舒服和疾病，似乎只要專家幫助一下，疾病就能徹底好了。

中醫認為疾病有四個層面：肌膚（腠理）、經絡、臟腑和骨髓。而相對應的六大治療方法：砭、針、灸、藥、按蹻、導引等都是透過一定的方法，調動和刺激患者自身的元氣，或者把其他臟腑、經絡的元氣抽調過來治療相應部位的疾病。所以，中醫認為的疾病和治療方法，貫穿始終的核心思想就是利用患者自身的元氣和自癒能力恢復健康。

無論哪個層次的疾病，治療方法往往都不適合身體極度虛弱者，因為他們的元氣往往比較虛弱了，不足以支撐用來治療疾病（老年人吃藥效果差得多的原因就在這裡）。這也就是真正的家傳中醫在下藥治療的過程中，都始終要加入開胃健脾的成分，以幫助病患者從後天之本中吸取能量的原因。而中醫閉目養神的方法正是培養元氣的最簡單有效的方法，適合任何體質的患者而沒有副作用。

　　總之，中醫治病首先是調動人體自癒力為主，強調自身的自癒能力。「三分治七分養」，人需要好好去養自己，而不是太依賴藥物！

　　需要好好審視自己、改變習慣，通常病就能去掉大半；其次是強調身心互動，要治病首先得有一個精神動力，還需要重視人文關懷，需要對病人的疾病有一個很全面的瞭解，不單純是瞭解生理的問題，還要瞭解精神、環境多方面因素造成的問題。

　　中醫治療疾病的理念是講究順應生命的發展而不違背，是講究順生而不是抗生的，同時需要對社會、對人生有很透徹的體悟，所以用閉目養神法保養元氣和調養情志等是貫穿始終的治療原則和方法。

案例

　　郭某，從事個體戶工作多年，年輕時一直在露天市場賣貨，一年四季，風吹日曬。當時仗著自己年輕，使身體嚴重透支，患上了嚴重的風濕性關節炎，有時候蹲下後，再站立起來都非常困難。後來，眼部患上了慢性的玻璃體混濁，看東西很吃力，四處求醫也沒有結果，病情隨著年齡的增長，越來越嚴重。

　　後來經人介紹，開始學習閉目養神。經過多年的刻苦堅持，風濕性關節炎經過多次反覆後，越來越輕，現在已經痊癒。不僅如此，眼睛也徹底好了。現在郭某 60 歲了，看報紙不用眼鏡，穿針穿線都沒有問題。

（一）推拿刮痧——調動元氣到表面

在「扁鵲望齊侯之色」故事裡邊，講到齊侯最初所患的病是肌膚受邪，就是所謂的腠理受邪。針對這一個層面，可以採取刮痧、推拿、拔罐、足底按摩等法治療。這些治療方法都是中醫的一些比較獨特的治療方法。

現代西方醫學也認為這種治療方法對人體損傷不大，對於身體的康復很有好處。

治療肌膚腠理疾病時，刮痧、拔罐和按摩的方法不適合那些身體虛弱的人。因為這些方法是透過砭石、手、刮痧板等在人的身上用力作用，使身體裡邊的病邪走到表層，也就是由調動身體內部元氣的方法來治療疾病，如果人本身元氣就已虛損，這樣的治療就會使得身體更加虛弱。對於身體虛弱的人來說，需要先由食療、藥療和閉目養神等方法到把身體養得差不多的時候，再使用這些方法治療。

在進行治療時也應該有針對性地採用刮痧、拔罐，因為這些療法都是在調動元氣到肌膚層面進行治療。

按摩也是同樣道理，如果特別虛弱的人，我們一般不建議他進行按摩治療，因為按摩其實也是調動元氣到肌膚這個層面。如果人體內部元氣已經很空了，按摩師還拚命地在表層調動他的元氣的話，他當時會覺得很輕鬆，症狀能得到暫時緩解，但是過後他身體裡邊會更虛，症狀會繼續加重。

（二）針刺療法——提調經絡的元氣

肌膚腠理的病如果繼續發展，就會到達經絡的層面。經絡是看不見、摸不著的。經絡是一種氣血，沒有實體，是人的一種生命現象。經脈就好比一張巨大的鐵路網，必須要很暢通，人才健康；一旦阻塞，身體就會出現很多問題。

經絡學說是中醫裡最獨特的學說，也是到目前為止，現代科技仍無法解釋的「神祕」學說。中醫一向很重視經絡，從某種意義上說，經絡是一種「活體版」，人活著時經絡存在，人死了之後，經絡就沒有了。

中醫認為通過經絡可以判斷人的疾病狀況，因為經絡是聯繫著五臟六腑的，人的哪個臟器出現了衰敗，經絡就會有所顯現。所以，醫生對於經絡「不可不通」，而且經絡本身也必須暢通，中醫治病所遵循的原則就是通經脈。人體是最精密的組織，它會知道哪個部位氣血虛了，如果有餘力，它就會往哪兒補，或者往哪兒運行。

而疾病進展到血脈是第二層，叫經絡受邪，一般採用針刺療法。中醫治療上講究「離穴不離經」，人體的穴位就相當於經脈這個鐵路網上的大站，是一些關鍵的點，穴位屬於氣血比較充足的地方。所以中醫治病之時，一定要扎在經脈上，能扎在穴位上當然最好，功效會最大；但如果位置有所偏差，只要仍在這條經脈上，也能起到疏通的作用。

在扎針時還有個問題，有些經絡分為兩個層面：裡

支和浮支。浮支是在體表，比如肺經，尤其手指上的少商穴，屬於很明顯的浮支穴位；裡支一般不可針刺，只可以由鍛鍊的方法來疏通它，這也是鍛鍊為什麼重要的原因。

中國古代的鍛鍊方法比如太極拳、易筋經之類都是根據人的裡支行走規律來編排的，只有透過某些動作的練習才可以打開人身上相應的孔穴。

針刺療法有一個很重要的說法，即扎針等於是把別的經絡的精氣調一下，暫時補給需要精氣的經絡。所以，如果人是虛證，扎針就要很小心。假如，別的經脈精氣也不太足，這個時候將氣調來調去對身體就會有影響。

（三）藥物治療——刺激臟腑的元氣

疾病發展到第三層，臟腑就會出現病變。這時就要用藥物調理了。經脈裡的疾病有些繼續向裡傳變，直至臟腑，這些地方的疾病最好採取按摩的方法，而不能再採取針刺的方法了。

比如，中府、雲門這些在胸上的穴位，扎針就比較危險。中醫有「胸臟之間，不可以妄針」的說法，就是說這裡是不可以隨便扎針的。像這樣的地方最好採取按摩、按揉的方法，同樣能達到針灸的效果。

還有一些臟腑的疾病最好用中藥來醫治。中醫用藥的一個基本原則就是「用藥如用兵」，吃錯了藥，性命攸關，所以必須注意。中醫用藥因人而異，幾乎沒有一個通方可以大家一起用。中醫治病講辨證論治，比如，同樣是感冒發燒的人，有人要用桂枝湯，有人要用麻黃湯，用錯

了就會出大問題，所以一定要找到明醫理的醫生才行。

此外還必須注意現代人有過分依賴藥物的問題，必須明白藥物不可能解決全部問題。得病從某種意義上說還有情志不遂方面的因素，所以作為醫生，就要和上戰場的將軍一樣，知己知彼，運籌帷幄，明白自己到底要做什麼，要集合幾支隊伍去打敵人，並不是自己人多就可以打敗敵人，最關鍵的是要靠排兵佈陣。

◯ 閉目養神必須守戒律

傳統中醫認為祛除疾病、恢復健康的主導因素在於患者，醫家只不過是一個重要的有積極或消極影響的外在因素而已，所以，如果患者對健康和疾病存在錯誤認識和誤區，再高明的醫生也是無法取得好的治療效果的。

《史記‧扁鵲倉公列傳》提到，扁鵲有六種病人不給治；古代中醫也有「十不治」的病人。所以對患者來說，一定要配合醫家的治療，否則就算神醫在世疾病也不可能治癒。

我身邊的很多領導、同學和老闆對健康的認識比較簡單，似乎有了疾病就必須去吃藥、按摩或者手術等，症狀只要消除了自己也就健康了，總認為藉助外力就可以獲得健康。要他們去改變飲食起居、改變生活習慣是很困難的一件事。至於要他們每天去閉目養神，改善自己的脾氣秉性就更是無法堅持和做到的了。

《郭玉傳》裡也講過醫生有「四難」，很符合中醫

的現狀：

第一難是患者「自用意不任臣」，就是患者往往自己有一套思維觀念，不相信別人，西醫、中醫和偏方一起上，即使碰到真正的專家，他也不相信，這樣醫生就很難為他治病；

第二難是患者「將身不謹」，即患者對待自己非常不認真，要錢不要命；

第三難是患者身體非常虛弱，不能用藥；

第四難是患者好逸惡勞，醫生讓他多運動、多靜養、好好服藥，他總是三天打魚兩天曬網，這種情況下，醫生一般都沒有辦法治療。

歸納扁鵲的「六不治」和古代中醫的「十不治」，大致有三類患者屬於不可治療的，即使練習閉目養神也必須遵守以下戒律：

戒律一：戒思想牴觸與有病亂投醫

扁鵲「六不治」中有三種屬於這個範圍，即「驕恣不論於理」「形羸不能服藥」和「信巫不信醫」。比如，當扁鵲第一次看見齊桓公時，說齊桓公有病在腠理，不治將深。但齊桓公很多疑，認為扁鵲無事生非，只是想邀功。醫生好心告訴他，他還誤解醫生，像這種情況下就不要給他治療。另外如果病人身體特別弱，連湯藥也服不進去，就沒法治了。這種情況下如果可以閉目靜坐，再結合上灸法，還是可以緩解痛苦的。

至於「信巫不信醫」在現在來說，就是只信中醫不

信西醫，或者只信西醫不信中醫。

古代中醫的「十不治」也有三種：「聽信巫師禱賽，廣行殺戮」

「諱疾忌醫，使虛實寒熱妄投」和「多服湯藥而滌蕩腸胃，元氣漸耗」。「殺生求生，去生更遠」這個道理今天大家基本都能認可了，但今人狂吃大補的山珍海味，如鹿肉、蛇肉等，卻往往會虛不受補，則是陷入了另外一個誤區。

「諱疾忌醫」即討厭別人說自己有病，或者是今天相信這個醫生，明天又相信另一個醫生，這對治療是很不利的。其實這種人是急功近利，他總是希望有個醫生用一兩劑藥就能馬上把他的症狀消除。但是人得病不是一天兩天得的，是「積勞成疾」，是有時間跨度的。如果他看了一個醫生，吃了一兩劑藥，沒解決，就馬上換醫生，這對治療一點兒好處都沒有。

「多服湯藥」往往是源於患者的不明醫理，他今天聽來一個方子，就開始用這個方子，喝了幾天藥之後，又聽來另一個方子，趕緊換著喝，沒考慮到這些藥是否真的對自己的身體有益，而濫吃藥只會造成元氣漸耗。

戒律二：戒飲食起居無節與縱慾無度

《養生三要》言：「臟腑腸胃，常令寬舒有餘地，則真氣得以運行而疾病少……食只吃八分。」大飢大飽或飲食過寒、過熱，飲食偏嗜，如過食酸、苦、甘、辛、鹹五味，都屬「過用」，會使人體發病或病情加重。

　　扁鵲對「輕身重財和衣食不能適」的人也是不治的。「輕身重財」一方面是說人心疼錢，寧死不看病；另一方面，則是說有些人拚命工作，拚命掙錢，儲蓄了金錢透支了健康。現在很多人英年早逝，就是因為透支太多，元氣都沒了，神仙也救不了。像這種對自己的身體從來就不知道愛惜，只是追求外在事物的人，統統都屬於不能治療的範疇。

　　「衣食不能適」是指吃飯、喝酒不懂得節制，暴飲暴食，大量飲酒，所以男性得肝病、腎虛的特別多。這種不肯聽醫生的建議，不願意建立起一種健康生活方式的人，也是沒辦法治療的。

　　古代中醫的「十不治」則包括「縱慾惱淫，不自珍重」和「寢興不適，飲食無度」。即人過分地放縱自己的慾望，不知道愛自己的身體，這種人不能治；「寢興不適」就是該睡覺的時候不睡，不該睡覺的時候總睡；「飲食無度」則是該吃飯的時候不吃，不該吃飯的時候總在吃，違反飲食規律，自然對身體不好。

　　其實現在很多人不是死於疾病，而是死於不健康的生活方式。比如，現代病有幾大原因：第一，膳食不合理；第二，運動過少；第三，壓力大。

　　《黃帝內經》裡談得最多的是天地萬物的規律，並沒有過多地提到藥物，它是告訴大家，如果能夠去掉或減少自己的慾望，「因天之序」，好好生活，人就不會生病，所以《黃帝內經》實際上講的是如何不生病的道理。

戒律三：戒情志拘苦與怨天尤人

中醫對病人情緒上的不配合則有五種不治的情況，可見情志對人體疾病的治療和影響具有舉足輕重的作用，包括「窘苦拘囚，無瀟灑之趣」「怨天尤人，廣生煩惱」「今日欲愁明日，一年常計百年」「室人噪聒，耳目盡成荊棘」和「以死為苦，與六親眷屬常生難割捨之想」。

假如，某個人整天鬱悶難受，總是不開心，對任何事情都不感興趣，已經灰心喪氣，沒有一點情趣愛好和生存的樂趣，醫生也沒法給他看病。還有就是總在抱怨，永遠覺得天底下的人都對不起他，這種人會廣生煩惱，而煩惱不去，病就不會好，所以人要有正確的健康人生觀。典型的杞人憂天的人也往往無法治療，比如，一些老人一天到晚瞎操心，明明知道兒女不會聽自己的，還沒完沒了地管，兒女不聽話他們就生氣，就會得病。

「室人」就是屋裡人，指妻子。女人如果一天到晚在屋子裡嘮嘮叨叨，丈夫回到家，也沒個清靜之所，即使丈夫自己想快點把病養好，也辦不到，而且對她自己和家人的健康都沒有好處。

「以死為苦，與六親眷屬常生難割捨之想」，這種人就叫不通透的人，就是一天到晚想著自己如果死了怎麼辦，恨不得天天吃點長生不老藥，天天要和家裡人說：「我捨不得你們，我不能死……」所謂哀莫大於心死，每天在這樣一種怕死的心態和氛圍下，是不會健康的。

扁鵲對「陰陽併，臟氣不定」的人是不治的。這種

患者的疾病與情志不遂而氣不舒有關。所謂陰陽在人體裡邊指的是氣和血，如果人的情志不遂往往會造成氣血錯亂，神、魂、意、魄、志受到干擾，臟腑就不再安定了，這種情況下醫生也沒法醫治。

扁鵲的「六不治」和古代中醫的「十不治」實際上都是想讓大家在醫患關係方面處理得更好一些。患者一定要改變自己的不良生活方式和求醫態度，明辨是非，尊重醫生，一定要相信自己的力量，培養情趣，保持樂觀的健康人生態度，這樣才會獲得身心健康。

參考文獻

1. 張其成.張其成講讀《黃帝內經》養生大道.廣西：廣西科學技術出版社，2008:65—88.

2. 林中鵬.真氣昇華心悟.北京：中國建材工業出版社出版，1995:21—26.

3. 李少波.真氣運行法.北京：北京科學技術出版社，1990：55—60.

4. 李瓏，杜鵑.從「形神合一」談構建中醫心身醫學的意義【J】.安徽中醫學院學報，2001,20（6）：8—10.

5. 祝總驤.312 經絡鍛鍊法.北京：中國城市出版社，2010:19—49.

6. 朱鶴亭.道家自我養生法.上海：文藝出版集團上海錦繡文章出版社，2010:139—145.

7. 李長遠.靜神與養生【J】.家庭中醫藥，2007（2）：38—39.

8. 煙建華.內經「神」概念研究【J】.河南中醫，2006,26（1）：4—8.

9. 張啟，田欣.精氣形神概念的沿革與內涵【J】.中醫函授通訊，1998,17（2）：9—10.

10.劉天君.中醫氣功學.北京：中國中醫藥出版社，2010:21—40.

11.洪丕謨.中國古代養生術.上海：人民出版社，1990:84—102.

12.國家體育總局健身氣功管理中心.健身氣功·導引養生功十二法.北京：人民體育出版社，2010:1—18.

13.傅景華，傅好娟.《黃帝內經》關於心神的認識【J】.亞太傳統醫藥，2006，（7）：28—30.

14.曲黎敏.《黃帝內經》養生智慧II.廈門：鷺江出版社，2008:125—137.

15.賀其松.略論《內經》的形神兼養理論及意義【J】.遼寧中醫學院學報，2001,3（2）：90—91.

| 第三章 |

人人都能閉目養神

　　閉目養神可使人體陰陽平衡、經絡疏通、氣血順暢，從而達到益壽延年之目的，對強身健體、防治疾病及延緩衰老均相當有利。

　　閉目養神人人都可以習練，特別對腦力勞動者防治神經官能症、頭痛、失眠、高血壓、冠心病及排除心理障礙等，均有良好的作用。

　　廣西巴馬、江蘇如皋等長壽之鄉的老人們，按照他們傳統的生活節奏有滋有味地生活著，盡情享受著悠哉、輕鬆的生活，他們懂得靜養給他們帶來的好處。

　　此外，中醫的科學養生除了靜養之外，還需要結合情志養（調心）、食養、睡養、藥養和動養等方法，其根本目的就在於透過綜合的科學養生方法，達到預防為主、延年益壽的目的。

◯ 閉目養神的根本是形神兼養、平衡陰陽

　　彭祖養生主張「人法自然」。他不僅提出了順應自然的養形調神觀，而且還提出了重神、輕形的形神共養觀。性命是修行之根，只有將精、氣、神三位一體進行修練，才能健康長壽。

　　靜養過程中的靜是指身體在鬆靜的狀態下，忘掉煩

惱、忘掉病痛和所有的不愉快，以平靜、快樂、自然的心態去看待和思考人情世故，看待家庭和事業，在靜坐的同時獲得治病強身、思考人生和修持開悟三大收益。

有人認為靜就是沒意識，什麼都空，什麼都聽不到。其實只要是正常人，即使有病也不影響我們的聽力和思維。在靜坐過程中全部空，或者什麼都不想是不可能的，只要「聽而不思，聽而不想」就為靜。也就是說，在我們聽到馬路上汽車的馬達聲時，不要去思考它：是誰在開車，是什麼樣的汽車，是高級車還是低級車，汽車什麼顏色的等。隨著習練的深入和時間的積累，你就會逐漸改善這個「靜」字，逐漸減少雜念。

我們每個人都要工作、生活和學習，要想做到什麼都不想是不可能的。開始練習閉目養神的時候，你完全可以在靜坐過程中集中思考自己的事業、生活和學習上的某些問題，只要閉目靜坐在那裡就可以了，就能夠獲得一舉多得的效果。

（一）放鬆是平衡陰陽的前提

靜是相對於動而言的。靜與動是一對不可分離的統一體。靜屬陰，動屬陽；靜能守陰，動能生陽。養生貴在「慎調陰陽」（《素問·陰陽應像大論》）。在養生法則上，保持靜與動的平衡，才能保證人體陰陽氣血的平衡。就「形神合一」的養生觀來說，神屬陽，在生命活動中易於動而耗散，難於清靜內守，務須養之以靜；形屬陰，易靜而難動，故養形以適當運動為宜。

　　廣西巴馬、江蘇如皋等長壽之鄉的老人們按照他們傳統的生活節奏有滋有味地生活著，盡情享受著悠哉、輕鬆的生活，他們懂得靜養給他們帶來的好處。

　　靜養可使人體陰陽平衡、經絡疏通、氣血順暢，從而達到益壽延年之目的，對強身健體、防治疾病及延緩衰老均相當有利，對腦力勞動者防治神經官能症、頭痛、失眠、高血壓、冠心病及排除心理障礙等，均有良好的作用。如果把靜坐的方法延伸一下，就是閉目養神。

　　中醫對疾病四個層次的治療，貫穿始終的目的就是在保養和調動人體的元氣，所以靜養可以自動調節人體陰陽平衡，適合多種疾病的預防、治療，值得向各個年齡段的人進行推廣。

（二）平衡發揮康復能力

　　《黃帝內經》認為生命的根本就是陰陽平衡，包括人體自身、人與自然及人與社會三個方面的協調和平衡。人是陰陽對立的統一體，這在生命開始時已經決定了。《素問・生氣通天論》說：「生之本，本於陰陽。」具有生命力的父母之精相媾，也就是陰陽二氣相媾，形成了生命體。生命體型成之後，陰陽二氣存在於其中，互為存在的條件、相互聯繫、相互滋生、相互轉化，又相互鬥爭。

　　人體陰陽是對立統一的關係，因此由調節人體的陰陽平衡，可以慢慢促進人與家庭其他成員的和諧，實現家庭的和睦，即實現與長輩、與子女和夫妻間等三個層次的和諧與平衡，達到家庭和睦。

　　太極圖是《黃帝內經》陰陽理論的一個高度濃縮，它是由陰魚與陽魚構成的。陰魚、陽魚互動、互變，如果兩者始終保持一個動態的平衡，則人就不會有疾病的產生或者心理障礙等，但當我們把注意力投身外物，則陽魚充分顯現，意識的能量急遽外流，內在的陰魚在意識上停止了流動。

　　比如，當一個美女經過，男子的目光會被那美女吸引，意識也同時被吸引，甚至會達到失魂落魄的狀態，究其原因是其意識的陰魚無法制約陽魚，失去動態平衡。

　　社會萬象吸引著每個人意識的陽魚，因此，在各種信息鋪天蓋地灌入腦海的時候，人們會變得浮躁、憂慮、不安，這是由於內在陰魚不能滋潤、濡養陽魚而出現的症狀，通常會引起家庭的矛盾和社會關係的不和諧，透過閉目養神的鍛鍊可以使人體的陰陽平衡，達到身體健康、家庭和睦及鄰里團結。

　　《黃帝內經》中談到養生長壽的最高境界是由修平常心，實現清淨、自然、無為，以自然平常之心，保持平靜平和的心態，在自然、和諧與淡泊之中追求養生長壽，這與我們國家提倡的和諧家庭、和諧社會的建設是一致的。我們個人身心健康、平衡的人越多，那麼家庭和社會就自然會更和諧、美滿。

　　那麼，平常心是什麼樣的心呢？就是青菜豆腐常吃不厭，布衣粗服常穿不惡的心；是瞋憤驚怖常受不苦，世樂俗趣常有不迷的心。

　　平常心，就是當吃飯時，就吃飯；當睡覺時，就睡

覺；當歡喜時，就隨喜；應該說話時，就直言不諱；應該
做的事，就圓滿完成。也就是以真實的、平等的平常心來
待人，應該怎樣，就表現怎樣的心，既不嬌羞作態，又不
欺世盜名，是一種真實的自我流露。

天地大宇宙，人體小宇宙。天為陽極，地為陰極。
人體則好比一個網狀體的電容，由閉目養神的鍛鍊能夠吸
收宇宙間有益人體的浩然精華之氣和高能物質，儲存在身
體中促進人體健康，達到陰陽平衡，同時還可以輸給我們
沉睡中的腦細胞，從而激發人體的潛能，

中醫認為，自癒能力就是人體在陰陽平衡狀態下的
一種自我調節修復能力，也叫「真氣」「元氣」「正氣」
「腎氣」「陽氣」等，而破壞力叫「邪氣」「陰氣」「瘴
氣」等。

中醫講「邪不壓正」「正氣充盈，百病不侵」，所
以中醫治病是把重點放在提高人的陰陽平衡而調動身體的
自癒能力上。中醫的作用概括起來就是扶正。

◯ 閉目養神的普及型練法 —— 垂腿式

透過中醫閉目養神的鍛鍊可以使人上合於天、下合
於地、中合於人事，達到天人相應、天人合一、陰陽平
衡、臟腑協調、經絡通暢、身心康泰、延年益壽、開發智
力、激發人體　潛能的目的，可以在預防、治療、保持人
體健康和激發特異潛能等方面發揮巨大作用。

它的機理在於調控微循環，從而達到疏布經絡、調

理氣血、活血化瘀、培養元氣、祛病延年，其根本是氣運和順、血運正常。

運用垂腿靜養的方法可以使三元（天、地、人）得到協調，可以調動人體自身固有的抗病本能及自癒能力。隨著功夫的提高，還可以適當作一些引動功，以達到恬淡虛無，清靜自然，包容一切，又在一切之中的太和境界。

閉目靜養時眼睛要微閉，這是由於「目不亂視，神返於心，乃靜之本」，閉目不僅是入靜的手段，而且是靜養的關鍵，會使眼部穴位放鬆，放鬆則氣血充足，對保護眼睛和恢復肝臟功能有益。

（一）不拘時間、地點、方向

我所習練的閉目養神法是不分時間、地點和方向的，它的普及型基本身法是垂腿坐式。

坐在高低適宜的椅子上，以坐下來大腿面保持水平為宜，小腿與大腿成 90° 角，兩腳平行著地，兩腿間距離稍寬於肩，兩手心向上，自然地放在大腿上面，兩眼閉合，面帶微笑，在樂觀狀態中默想把身體內的不良因子和疾病全部排除。

然後沒有意守，只需順其自然，放鬆入靜，在靜坐30分鐘以後如想收功時睜開眼慢慢活動一下即可。

這裡所說的靜是指身體、臟腑、肌肉和骨骼的鬆靜，不是指思維的靜，不是指什麼也不想，完全沒有意識。因此閉目養神的靜坐可以獲得三大收益，即：治病強身、思考人生和修持開悟。

可以在靜坐過程中思考和反思自己工作、生活和學習上的問題，同時也可以積累高能靜電，強身祛病，增長智慧。工作繁忙的人可以把手機、電話放在手邊，靜坐中也可以在功態下閉著眼睛接電話，通話結束後再繼續靜坐。

（二）姿勢要領──鬆、直、不意守

靜坐過程中腰要盡量坐直，不能挺胸，腳要內含。只要能做到肩放鬆，肩肘微微下垂，就自然形成含胸拔背。腰一伸直，腰椎就放鬆了，這是鬆的關鍵，有利於通小周天。

另外，頸椎要直，要放鬆；頭要微微內勾，下巴內收，百會穴就朝上頂了；眼睛微閉，面含微笑，舒展臉部。上下牙齒和嘴唇要輕輕閉上；舌頭放在口腔中間，要稍懸空，這樣就容易產生唾液。靜坐過程中產生的唾液，含有很多物質要吞嚥下去。

中醫閉目養神方法的核心是「不要意念」，即靜養過程中不意守，也是指不要把思想集中在身體任何部位上，做到鬆、靜、自然，什麼也不想，做到「四大皆空」，這是保證功力大、效果快的根本所在，也是保證本方法不會出偏的關鍵所在。

由於閉目養神法沒有意念，不配合呼吸，一切順乎自然，所以不會出偏，但如果堅持同時練其他方法，不按本法要求去做，就有可能產生不良的反應。

中老年人和患者不必拘泥於姿勢，可以在閉目養神

過程中不斷調整自己的坐姿，以最舒服的姿勢為宜。此外閉目養神跟所有的宗教信仰都是不矛盾的，任何人都可以通過科學的靜坐習練獲得一個好的身體。

○ 閉目養神的高層次練法 —— 盤坐式

靜與動是兩個對立的名詞，是表示自然界物理現象中兩種對立的狀態。

動與靜，都是道的功用。道實際在一動一靜之間，也可以說是在動靜之中，所以認為「靜便是道」「靜養就能解決所有問題」就有失偏頗了。

（一）盤腿坐姿及高層次靜養

閉目靜養倡導普及型的垂腿靜坐，因為這樣有利於

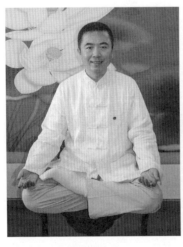

雙盤式坐姿

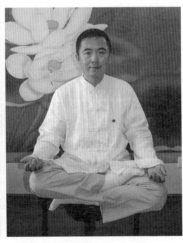

單盤式坐姿

大家的放鬆入靜，有利於身體內病氣、濁氣的排出。即使是有一定盤坐基礎的人，也需要進行一段時間的垂腿靜坐習練（俗稱「百日築基」）。

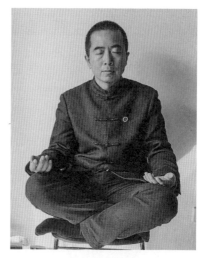

自由盤腿坐姿

基礎打好後，再在老師指導下進行盤腿的鍛鍊。盤坐練習的本身對身體起著調節作用，有利於身心休養。

雙盤式坐姿是把左腳放在右大腿上面，再把右腳搬到左大腿上，兩手心向上，自然地放在大腿面上。隨著功夫的提高，便可結合變換手勢，調理相應臟腑。

當然這個坐法沒有一段時間的練習是不易做到的。開始時可以先從單盤式坐姿或者自由盤腿坐姿習練。單盤式是把右腳放在左腿上面，兩手自然放在大腿上，這比雙盤易於做到。自由盤腿坐姿是將兩腿互相交叉而盤坐，是一般人習慣用的坐姿。

對於初學盤坐的人而言，開始時兩腿出現酸麻脹感等現象是正常反應，可以先從單盤式坐姿或自由盤腿坐姿練起，靜坐一段時間後可以交換進行。經過一段時間的練習，這些現象會自動消失，對身體沒有害處。

（二）靜極生動，動靜結合

傳統養生學認為，養生之道「靜者為陰，動者為陽」（《素問・陰陽別論》）。它們既相互對立、相互鬥爭，同時又相互依存、相互消長，在一定條件下，又相互轉化。二者只有在一定條件下保持相對平衡狀態，才能保證人體的健康。所以古代養生家要求養生「和於陰陽，調於四時」，這樣才「益其壽命而強者也」（見《素問・四氣調神大論》）。

用現代的話來說，只有透過正確的養生活動，使人體各個器官機能在運動和變化中協調配合，適應自然規律，處於陰陽相對平衡的最佳狀態，才能使生命充分地發揮能動性，以達到健康長壽的目的。

隨著功夫的提高，還要適當作一些引動功。引動功是在靜養的基礎上自發產生的，所謂靜極生動。最好要在有兩到三年靜養基礎上或者在老師指導下進行。

一切事物都是物極必反、靜極生動的。我們經過一段時間的靜坐，積累到一定程度都會進入靜極生動的境界。不論哪個層次的靜坐修持，動功都可以自發出現。

實際這是某種程度的特異現象。在老師指導下可以把你的潛能調動起來，並打出各種拳法（太極拳、羅漢掌等）、掌法、棍法，只要武術中有的動作，能想到就能打出來。人們可以看到，這種動功並不建立在你以前學過武功的基礎上，而是一種特異的自發引動。對於每一位習練者來說，只要順其自然地去靜坐，都可以在靜極生動的情

況下把動功培養起來。

此外，這個動功與其他不能自控的動功不同，是很有理智的。引動起來是以氣引形，是在你清醒狀態中打出各種掌法、拳法、棍法的（包括其他的動作），而且在引動起來後人還可以用語言與別人交談和交流，是能夠隨心所欲的。

當引動起來後，如果打累了，你心中想一下「停」，它自然就會停的。如果說你覺得不過癮，想著快一點，它自然就快了，完全是隨心所欲、順其自然的。如果感覺某套動功很適應自己的身體，那就可以每天堅持練習這個動功。但這個隨心所欲的動功必須在你靜功基礎做好了、坐禁實了以後才能達到。

○ 最佳鍛鍊時間及氣衝病灶機理

閉目養神的保健治療時間以一個半小時最為理想。如果你感覺到效果良好，也可以加長時間，這是沒有限制的，也是可以自由選擇的。

雖然每天練習的時間越長效果會越好，但我們更強調持之以恆，不能三天打魚兩天曬網。比如，你某天高興了便連續靜坐 8 個小時，然後就斷斷續續，這樣的話還不如不如你天天練習 30 分鐘效果好。日積月累才有功德，才會有好的效果。

比如說我們身體上長了一個膿疙瘩，將要出膿的時候往往也是最疼的時候，這一點你能認為不好嗎？膿疙瘩

破了，出膿了，也就不疼了。這時候你就會感到不脹、不痛，逐漸癒合了。

閉目養神治療疾病也是同樣的道理，比如說我是因為頭疼而習練閉目養神的，經過一段時間的靜坐，頭疼是減輕了，但我的腰卻不好了，而且有時會陣痛。實際上那就是把潛伏的病根挖掘出來了。中醫講治本，說明我原來的頭疼是因為腎引起的，從中醫上論述就是說因為腎虛寒引起的頭疼，病之本在腎、標在頭。

（一）每天一個半小時

為什麼強調治療疾病要堅持每天練習閉目養神一個半小時呢？

閉目養神的練習過程與汽車啟動、運行有相似之處。在靜坐的前 30 分鐘就好比汽車啟動、預熱的過程。冬天發動汽車時，必須先預熱才可以掛擋，並開始加速運動。閉目養神的練習過程也是如此。

在靜坐的前 30 分鐘只是起到「預熱」的效果；那麼在靜坐中間的 30 分鐘也就像汽車開始掛擋一樣，開始加速促進血液在體內循環和運動，那麼這個過程也就是健身和治療疾病的過程，這時的速度已經平穩了，而且速度比較高，這時候才能感覺到路面上哪有溝、哪有阻擋、哪會有石頭等；後 30 分鐘時間是改善和排除疾病的時間，靜坐過程中往往會感覺到某個部位有涼、熱、麻、脹、痛的現象，應該值得慶幸和高興，說明你體驗到了自身臟腑的不平衡，也就是我們自己身體的潛伏病。

　　這個時候就是遇到了身體的病態部位，更應該咬牙堅持，持之以恆衝刺過去，這樣才能把自己某個經絡和血管堵塞的，或者是彈性不夠的、臟腑不平衡的部位改善和治癒。由你自身持之以恆的堅持，加速體內血液的循環來把這些身體不正常和臟腑的病態部位顯示出來。

　　靜坐治療疾病也好比我們燒開水一樣，必須達到一定時間、一定溫度（100℃），水才能開，如果剛剛要開的時候我們就把火關掉了，那樣水永遠也不能沸騰的。

　　靜坐治病也是同樣的道理，達到一個半小時才有治療的效果。

（二）「排病反應」是正氣充足的表現

　　在中國傳統文化中，氣是構成世界的最基本物質，自然界的一切事物都是氣的運動變化而產生的，一切生命現象均被視為氣活動的結果。這就是晉代葛洪在《抱朴子》中所說的：「人在氣中，氣在人中，自天地至於萬物，無不賴以生者也。」

　　經由閉目養神的調養和治療，患者很快會產生輕鬆、舒服的感覺。但當患者體內的正氣積累到一定程度時，往往會產生正氣衝擊病灶的排病反應，即正氣和邪氣鬥爭時人體會表現出許多症狀，很像又大病一場。實際上，這次的症狀是正氣主動衝擊病灶的反應，是治療和恢復的過程，是好事情。

　　那麼辨別某種反應是不是排病反應，有一條金標準，那就是：病人在產生這些症狀的時候，有沒有疲勞

感，臉色是否難看，如果有疲勞感且臉色難看，說明不是排病反應；如果沒有疲勞感，甚至感到身上有某種輕鬆的感覺，那就是排病反應了。

這個道理就跟我們患了風寒感冒一樣，當我們吃了發汗的藥，或者吃了一碗熱騰騰的麵條，蓋上被子發汗後就感覺身上輕鬆了，再睡上一覺，醒來的時候就完全好了。這裡，出汗是正常的排病反應，這時候排出來的汗跟平常不同，是黏的。如果出汗的時候感到很累，那就是在耗散體內有用的水分了。

再比如，當我們體內有積食的時候，吃一點瀉下的藥，馬上就拉肚子，如果拉完肚子馬上就感覺輕鬆了，那說明我們的腸胃恢復正常了；如果拉肚子拉得讓人筋疲力盡，甚至虛脫，那就得考慮是不是藥不對症。

◯ 正確對待閉目養神的功效

閉目養神是中醫理論與臨床實踐有機結合的產物，是運用無須意守的靜養，使人體透過自身調節，從而達到上合於天、下合於地、中合於人事，達到培養真氣、疏通經絡、平衡陰陽、協調臟腑、強身祛病目的一種有效方法。因此，應該說閉目養神對所有慢性疾病都會有效，重點對免疫系統、神經系統、消化系統、心血管系統、婦科疾病等更為明顯，且無副作用。

首先要認識到，閉目養神不會包治百病。

閉目養神可達到祛病健體、延年益壽的目的。那麼

閉目養神到底能治哪些疾病呢？

我們回答是這樣的：人得病容易，祛病難，不管是中醫、西醫，還是閉目養神，都不可能什麼病都能治好，我們不能把話說絕對了。但我們相信只要能認真按照前面所講閉目養神的身法與練功要領，持之以恆地練習（內因），同時配合中醫中藥進行調治（外因），許多疾病是會得到減輕甚至痊癒的。

可以這樣說，閉目養神沒有副作用，習練中也不會有偏差，如果你重德，解脫出來了，思想愉快地練功，鬆靜自然，不意守，循序漸進，不急於求成，那就不會出現特殊的反應；如果有特殊的反應，那只能說你身上有病，沒有關係，繼續刻苦鍛鍊，不要著急，不要背包袱，疾病會自然消失的。在情緒不好時，先不要做，待情緒好時再做，並要持之以恆，不斷堅持。

其次要正確對待老師。

怎樣對待老師？

在重德前提下，有一個大概標準：應該認識到，練習要有老師；凡是教你的人，都是老師；萬事萬物皆可為師。

萬事萬物都要認真對待，認真琢磨其微妙的變化，要隨時「悟」，玄妙就可出現。這樣，不少人在練功過程中就很可能獲得很多物質信息的支持，可以在以後對你產生特殊的影響。

再次要正確對待出功能的問題。

在閉目養神習練者中總有一些人因為自己功效不明顯而急躁；有的人則急切盼望自己慧眼一下子就打開和突

然具備什麼功能；有的人對別人已有的氣感或其他感應羨慕不已，在靜養過程中著力提引，著力追求；有的人痴迷沉醉於靜養，淡漠一切，心不他顧，到了對萬事萬物都麻木不仁的地步，這些都是不可取的。

在閉目養神的過程中，追求反而不得，或者得也不真，不追求，不妄作為，功效反而增長。

所以每一個學員都要戒除急功近利之急躁情緒，一切順其自然，不要貪求妄追。

「有意練習，無意成功」，在無意識狀態下，練功的意識自然出現。來了也不驚奇，一切聽其自便。同時也要明白，「一切順其自然，不要貪求妄追」，講的是具體操作的方法和要領，而不是鬆懈懶惰地練功。相反，練習不僅要勤，還要不怕吃苦。「一切順其自然，不要貪求妄追」，並不是一切無所念，一切無所求，最少不排斥悟道、求道這一宏觀的追求與把握，否則，湮滅了慧心靈性，便是「枯坐」，對練功無益。

閉目養神並不排斥正常的工作和生活，千萬不要把它們對立起來，要把工作、生活也當作靜養的一部分，從中思道、悟道、得道、循道，從中修身養性。

◯ 閉目養神的注意事項

1. 要選擇適宜的練習場所。

安靜的環境對初學者尤為重要，建議不要在室外練習，最好在室內練習，這樣可以避免驚功等。

應保持空氣流通。練習場所的光線宜暗些，有利於較快入靜。注意不能讓風直接吹在身上，尤其要避免風吹在後頸部位。

2. 閉目養神開始時要擺脫煩惱，心情愉快。

在練習閉目養神前 20 分鐘即應停止較劇烈的體力和腦力活動。練習之前最好排除大小便，以保證練功時全身肌肉放鬆、心情平靜，有益於放鬆身心和入靜。

閉目養神過程中要寬衣鬆帶，以便於全身肌肉放鬆和呼吸通暢。

3. 練習的次數和時間。

初學者每天宜練一次，練習 10～15 分鐘即可；熟練後，可慢慢增加練習時間，延長到一次 30 分鐘。在療養院、在家中休養或者為了治病的患者，每天應一次堅持一個半小時，時間越長治療效果越好。

4. 在練習期間，生活要有規律。

飲食上可適當增加營養，戒掉菸、酒等不良嗜好。要注意避免七情干擾，保持情緒穩定。在飢餓和飽食之後，不宜馬上練習；發熱、腹瀉、重感冒或身體過度疲勞時，均應暫停練習。

氣候涼冷的時候，要把兩膝和後腦包裹暖和，即使熱天打坐，亦不可使膝蓋裸露。

5. 靜坐的時候，應該使全身神經與肌肉放鬆，絕對不可有緊張狀態。

最好面帶笑容，因為人在笑時，神經自然會全部放鬆。

6. 初習靜坐時多半無法單盤和雙盤，建議大家都以垂腿姿勢為宜。

雙手自然放在大腿上，這是基礎功，有利於放鬆和清理病氣、濁氣。堅持靜養半年以上方可根據各自的疾病相應變換手勢以治療相應臟腑的疾病。

7. 靜坐時間越長越好。

如果沒有多的時間，至少靜坐 30 分鐘。在靜坐 30 分鐘或更長的時間後，如不想練習了，睜眼放鬆即可收功。

8. 雖然靜坐時間越長越好。

但我們更強調持之以恆，天天練習，不能三天打魚兩天曬網。

9. 收功以後不要乾洗手、乾洗臉。

因為人在高度放鬆中，打開了人體的網狀體電容，也就是說我們的毛孔處於張開狀態，血液和氣還在運轉，身體各個部位所吸收的高能伽馬靜電還殘留在你的體表，需要由你未閉的毛孔慢慢吸收到體內，毛孔需要慢慢地自然閉合。收功以後還有 10 分鐘的吸收時間，起身後散散步、動動胳膊、踢踢腿就好了。

如果乾洗臉、乾洗手就會觸動體表神經和經絡，人為地把網狀體電容瞬間封閉，影響靜坐效果。

◯ 別害怕這些常見的身體反應

閉目靜養一段時間，放鬆入靜進入功態後，身體的

某些部位可產生麻、熱、冷、跳、脹、痛、舒服等感覺。由於習練者中每個人的身體素質不同，悟性的程度不同，產生的感覺也不盡相同。

產生上述任何一種感覺都是正常現象，是機體的改善過程，不必緊張。比如，有些人可能天一涼，靜坐過程中從小腿到腳底冒涼氣，或者從腰部以下冒涼風，這都說明你的腎寒、血寒程度是比較高的，這是身體排病的現象，是非常良好功態的反映。如果有這種現象，必須更加刻苦練習。

有些人在靜坐過程中腳底發燙、頭上冒熱氣，這也是身體排病的現象，是因為練功者有腎熱、肝熱，這些病氣必須從百會穴、湧泉穴等排出去；

麻的感覺是由於氣血不足引起的，由加速體內的血液循環，供血不足的地方就會產生麻的現象，是正常功態的反映；

脹是因為肝氣不舒引起的，靜坐過程中會加速氣血的運行，氣血到達肝氣不舒的位置便會產生脹、痛等感覺，同樣是身體改善的過程。

此外靜坐過程中還會有排空（放屁等）現象，中醫叫「走虛空」，這是肝氣和脾氣的問題。靜坐中只需順其自然，不要強忍，這樣便於排病。經過一段時間的排空以後，你才會感到舒服。

有些人靜坐中會不停地流眼淚、流鼻涕。流鼻涕是把肺經病態由鼻子流出去，只要擦一擦鼻涕就可以了；至於流眼淚是因為肝腎不調、不平衡，而眼通腎、通肝，由

流眼淚協調肝腎（流眼淚時可以順其自然，不要擦它）。

中醫認為，從根本上治病要靠內因（自己靜養）為主，適當結合外因（砭、針、灸、藥等治療手段）的治療方法。有些人比較注重外因的治療效果，總希望以按摩、刮痧、拔罐、針灸和各種藥物來幫助自己徹底治病，不用自己辛苦地天天去靜坐，這個觀念是有偏差的。其實所有的治療都只能起輔助作用，身體的強健和疾病的治療要靠自己日積月累的靜養，由自己的刻苦練功，內因積累到一定程度，再由外因而起作用。

外因的調治起什麼作用呢？比如，我們拉著車上個大斜坡，途中確實拉不上去了，這個時候調治（砭、針、灸、藥）一下，就是在旁邊輔助我們推一下，我們就可以把車拉上去了。你推上去。

強身健體之路是很漫長的，需要我們自己持之以恆地按照要求去靜坐，這樣才能最終獲得一個完善的健康身體，才能根除我們自己的身體病灶。

當然我們提倡科學養生與醫學相結合去治療疾病，需要藥物治療時絕對要使用藥物，由藥物調理內臟（沒有任何一味藥物可以進入奇經八脈，但可以補充元氣），由科學養生促進經絡的運行，活血化瘀。

總之，我們應該深入瞭解閉目養神保健、治病的原理，正確認識和對待閉目養神過程中出現的身體反應，在閉目養神過程中，靈活地與中醫學、現代醫學的臨床治療方法相結合，才能真正達到排除疾病，預防疾病，最終走向健康、快樂、長壽的目的。

ⓞ 閉目養神法答疑 25 條

1. 在沒有人指導的情況下，可否進行閉目養神的習練？

可以。本書即為閉目養神練習的指導之書，習練過程中遇有問題，完全可按書中指出的方法處理。

2. 閉目養神還要不要配合體育鍛鍊？

習練閉目養神與其他形式的體育鍛鍊並不矛盾。閉目養神是屬於靜功的鍛鍊，但隨著功力的提高，也可出現引動功。如果從事其他形式的體育鍛鍊，一定要根據本人的身體和健康狀況，量力而行。

3. 感冒後能不能繼續練習？

輕者不影響，但要及時治療；重者高燒要停練，待感冒好後再練。

4. 練功出現心慌意亂怎麼辦？

這種情況通常只會在個別人身上出現，一般為心情緊張或著急所致，注意心情平靜下來再練功，就可以逐步解決。

5. 閉目養神過程中有無飲食和藥物禁忌？

閉目養神本身沒有飲食禁忌，一切任其自然。但對於患有某些疾病的患者來說，由於治病的需要，必須遵醫囑並結合各自疾病進行相應飲食禁忌。

另外，根據病情情況，該配合藥物治療的還需配合藥物治療。

6. 抽菸喝酒對閉目養神有影響嗎？

應該說是有影響的，尤其是身體不太好的，抽菸、喝酒均無益，最好全戒。

7. 開始閉目養神時有的人感到周身不適，為什麼？

因為閉目養神要有一定的姿勢和要求，初學者還沒掌握要領，會感到精神緊張、身體拘滯，有的還會出現頭昏、心急、胸悶等現象。

只要堅持放鬆、順其自然，經過一段時間的習練，各種不適的現象就會自然消失。

8. 正在閉目養神入靜的時候，有人呼喚自己怎麼辦？

閉目養神入靜後，無論發生任何事情，如有人呼喚自己，都不要妄動，先從容應聲，同時不可怨恨、憤怒，自然睜眼收功即可。

9. 在什麼時間練功比較好？沒有固定的時間成不成？

因為絕大多數人每天要工作或學習，古人認為練功較好的幾個時辰，我們難於做到，因此每個人可根據本人的實際情況，在不影響工作和學習任務的基礎上，隨時都可以練功，但須持之以恆地認真對待。

10.情緒不好時能不能練功？

中醫認為「怒傷肝」，其實怒不僅傷肝，還會傷胃、傷腦。

因此，情緒不安時氣血逆亂，對練功不好，需暫時停止練功，待情緒穩定時再進行習練。

11.遇到雷雨、大風天氣會不會影響練功？

應該說會有一定影響的。因為閉目養神講究天人合一，只要宇宙中的自然現像有變化，對人體就會有影響，尤其是病人更是如此，所以效果會受到一定的影響。但在室內練習影響不大，不要到室外去練。

12.每天練習多長時間為宜？

可根據自己的身體素質、工作時間而定，時間長短均可，對於一般人來說每天至少一次性練 30 分鐘；對於治病的患者則每天一次性至少靜養一個半小時。

13.練功過程中有些人氣感特強，有些人氣感不明顯，為什麼？

氣感強弱是根據個人的身體素質、生理反應、練功方法不同而異的。氣感不明顯屬正常現象，亦可獲得強身健體的效應。

14.雜念叢生，一時不能入靜怎麼辦？

一時不能入靜，不必急於求成，按照練習的要領和松靜自然的原則一步一步去練，要有恆心，堅持練到一定時候，就能進入入靜狀態。

15.練功一段時間後出現病情加重是怎麼回事？

這要具體分析。一般規律是：真氣積累到一定程度，在有足夠力量同病邪相爭時，就會出現病部不適，或似舊病復發，這都屬於正氣驅逐病邪的一種表現。

只要繼續堅持靜養，並適當配合些藥物、食療等，這種現象會自然消失的。如果其他原因引起的病情加重，要作適當處理。

16.閉目養神過程中有的人會發生肝區脹悶不適，不知道還能練不能練？

閉目養神中常有這種現象，哪個臟腑有隱患，或是有外傷的部位，都會重新感到不適，這是真氣和病邪作鬥爭的一種表現。

傳統中醫理論認為「不通則痛」，一旦真氣戰勝邪病自然就好了。只要堅持練下去，是會好的。

17.閉目養神過程中有時心跳加速，不能自控怎麼辦？

若無其他心臟疾病史，而自然心悸者，應從以下幾個方面考慮：靜養姿勢不正確（挺胸、彎腰過度）、疲勞過度、呼吸用力過度等原因，都能引起心悸。

這時思想不要緊張，應糾正不正確姿勢，平心靜氣地繼續練習，心悸即止。

18.練習過程中經常出現發困、昏睡現象怎麼辦？

一般來說閉目養神過程中經常出現發困、昏睡現象是不好的。

因為發困、昏睡不等於入靜，而等於沒有練習。因此，閉目養神中要防止過度勞累。

如感到疲勞即收功休息，在日常工作和生活中也要防止過累。在勞累的情況下不宜練習。

19.閉目養神過程中總想放屁是怎麼回事？

閉目養神初期總想放屁是正常的生理現象，可以任其排出，但隨著功力的提高，如果一練功就總想放屁，則要注意提肛控制，以免真氣走失。

20.閉目養神過程中有時口水很多，有時口乾舌燥，什麼原因？

閉目養神時津液旺盛，是心腎相交，腎水上潮，內分泌旺盛的表現，是好現象。津液旺盛對身體健康有利，因為口水中含有豐富的營養物質。如果靜閉目養神過程中不自然，或有意追求，或雜念紛擾，以致心火上升，故口乾舌燥、心煩不寧。因此，閉目養神時一定要「鬆、靜、自然」，使津液旺盛。

21.閉目養神中受驚怎麼辦？

閉目養神時受了驚嚇，要瞭解一下情況，然後安下心再練一會兒，把緊張的精神狀態緩解掉就沒事了。

22.生了氣能否練習？有什麼害處？

生氣後最好等氣消了再練，因為帶著氣練習容易導致不適。

23.閉目養神的時間在飯前好，還是飯後好？

飯前恐太飢，飯後怕太飽，如果腹空已無食物供消化，必然要消化本身儲存了。所以閉目養神時感到飢餓先要吃點東西為好；如果飯後練習，必須在不太脹飽時方感舒適，否則氣悶。

24.婦女在經期和孕期能否練習？

原則上講婦女在經期和孕期是能練習的，因為閉目養神是一種無意守的靜功，但在經期或孕期如確有不適之處，可暫停練習。

25.如何正確對待性生活？

性生活乃是人們一種正常心理現象，是人體的本

能，不能違背，否則將有損於健康，但縱慾則傷身，縮短壽命，如能過健康的性生活，則能延緩衰老，長命百歲。

閉目養神不主張禁慾、絕慾的，也反對縱慾，而是提倡節慾和講究房室生活方法的，因為和諧、協調、適度的性生活，可以促進血液循環，使肌肉和關節富有彈性，可以擴張動脈，增強免疫力，從而保持心理平衡，延緩衰老。

○ 科學六養，綜合調理

總結個人近 20 年的中醫科學養生的實踐，並對比世界五大長壽地區長壽老人的健康長壽之道，本人歸納中醫科學養生主要有靜養（神養）、情志養（心養）、睡養、食養、藥養和經絡養等六種方法，其根本目的就在於透過六種綜合的科學養生方法，達到預防疾病為主的目的。

閉目養神的鍛鍊可以促進人體的陰陽平衡，達到促進消化吸收、鼓舞脾陽腎陽的目的，由此而促進人體血液循環、活血化瘀、疏理情志，達到健身的目的，而人們要想獲得健康，每天堅持閉目養神（靜養）的基礎上還應當重視其他方面的科學養生方法，做到科學六養，綜合調理。

（一）神養、心養、睡養

1. 神養（靜養）：

神在人體居於首要地位。神是人體生命的存在標

誌，是主宰生命活動的中心要素。靜，即清靜、心靜，具體指心無邪思、心無雜念、清心寡慾等。儘管我國古代有不同的養生流派和眾多見仁見智的養生方法，但對靜的重要性認識則是一致的，皆以此作為養生的基本方法，強調養神務先求靜。

少私寡慾是靜神的主要手段，對於名譽、地位、金錢等身外之物，不必過於苛求，不要看得太重。至於性慾是人的本能，正常的性生活有益健康，但過度則傷害身心，一切應順其自然，凡事知足常樂。

古人言：「靜益壽，噪損壽。」安靜的居住環境有益身體健康，對於現代都市人來說除盡量設計安靜、幽雅、協調的居住環境外，還應多創造機會遠離紅塵鬧市，郊遊踏青，看雲飄葉落，聽鶴鳴松濤、嫩竹拔節，則會心曠神怡，消除工作之疲勞，減輕心理之負擔，有益健康。此外，居靜處則目清耳靜而神氣內守心不勞，現實生活中寡視少聽，減少外界刺激是相對容易做到的。

2. 心養：

節喜怒、平七情、調養情志是心靜長生的重要方法。正如《黃帝內經》所說：「恬淡虛無，正氣從之，精神內守，病安從來？」不為一時一事而過喜，亦不為一時一事而動怒，時時告誡自己保持氣和、志舒、無憂慮的心境，遇到突發事件，能坦然處之，靜若處子。

平時要保持心情愉快，性格開朗，這樣不僅可以增進機體的免疫力，而且有利於身心健康，同時還能使身體骨骼裡的骨髓造血功能旺盛起來，使得皮膚紅潤，面有光

澤。另外，高級別壓力被認為可以加速老化過程，並導致疾病的產生。所以生活在放鬆的節奏裡，任何事都晚半拍、慢半拍，對延緩衰老、健康長壽有巨大幫助。

古人認為，善能升陽。善包括語善、視善和行善。「良言一句三冬暖」講的就是語善升陽的道理，因為在肯定的陽性語言激勵下，人的陽氣就會持續得到升發，身心都會得到平衡發展；風景秀麗的名山大川，是天地間的大美，所以久居塵世的人要經常出去看看，以此養目調心、親近大自然的過程，也是與天地交換能量、升發陽氣的過程；行善是指做人做事要除掉私慾，內心光明磊落，多為他人著想，那種累在身、暖在心的感受，也是能延年祛病的。

3. 睡養：

《黃帝內經》認為：「陽氣盡則臥，陰氣盡則寤。」《靈樞・口問》也說：「陽氣盡陰氣盛則目瞑，陰氣盡而陽氣盛則寤矣。」因此可以說，睡眠也是陰陽消長交替中的必然階段，是人體適應環境，保持陰陽自我調節平衡的表現。所以一日之中，要法於陰陽，起居有常，才能陰陽平衡、身體健康，若陰虛陽亢或陽虛陰亢，都容易導致疾病，陽氣耗散的途徑很多，但是補充的途徑卻很少，幾乎只能靠睡眠和靜養來補充。因此，睡眠就成了除靜養以外的養精蓄銳、儲養陽氣的重要方式。

人在睡眠時，身體的各個生命器官都處於休息和重新積累能量的狀態，這樣可以有效地促使身體各部分組織生長發育和自我修復，增強免疫功能，提高對疾病的抵抗

能力。所以人應該保證有充足睡眠及充沛的精力和體力，並做到起居有時、勞逸結合。要學會科學生活，養成科學健康的生活方式、不熬夜等。

（二）食養、藥養、經絡養

1. 食養：

調養五臟與飲食五味相關。五味常按四時五臟而用，五味養五臟，五臟之氣又常因五味過用而傷。如春季調養肝氣宜食甘味而少食酸；夏季調養心氣宜食酸而少食苦味；冬季調養腎氣宜食辛味而少食鹹味。

《臟氣法時論》對四時五味所用亦有詳細論述，曰：「肝主春，肝苦急，急食甘以緩之；宜食甘，粳米、牛肉、棗、葵皆甘。」「心主夏，心苦緩，急食酸以收之；宜食酸，小豆、犬肉、李、韭皆酸。」「脾主長夏，脾苦濕，急食苦以燥之；宜食鹹，大豆、豕肉、栗、藿皆鹹。」「肺主秋，肺苦氣上逆，急食苦以洩之；宜食苦，麥、羊肉、杏、薤皆苦。」「腎主冬，腎苦燥，急食辛以潤之；宜食辛，黃黍、雞肉、桃、蔥皆辛。」總之，五臟所主四時各異，又各有所苦、所宜，飲食五味要依四時不同、五臟喜惡特點來調補五臟之氣。

中國古代醫家早就提出食物的四性五味之說。食物的四性即「寒熱溫涼」。寒涼性食物如白菜、南瓜等具有清熱瀉火和解毒的功能；溫熱性食物如生薑、大蒜等具有溫陽散寒的作用。還有「酸辛甘苦鹹」五味之說，《黃帝內經》中的「肝病禁辛」「心病禁鹹」「脾胃禁酸」「肺

禁苦」「腎禁甘」，其實是對食物的另一層面的解讀。每種食物都有不同的性味，只有把性和味結合起來，我們才能準確分析食物的功效，並根據各自不同的體質進行合理膳食搭配，辨證利用食物的屬性，達到膳食養生、均衡營養的目的。

2. 藥養：

中醫藥養生具有悠久的歷史，不僅有各種各樣的單味藥物，而且創造了不少行之有效的延年益壽方劑。如現存最早的中藥學專著《神農本草經》，按藥物有毒與無毒、養身延年與祛邪治病的不同，分為上、中、下三品。用方藥養生，主要在於運用藥物糾其偏盛偏衰，調整機體陰陽氣血的偏差，協調臟腑功能，疏通經絡血脈。

3. 經絡養：

導引、吐納等是古人常用的養生祛病、強身健體方法。《黃帝內經》中記述有很多修身養性的方法，並且認為透過導引、吐納練功後可以使人體超出常態，使人的神明、智慧、耳目等器官異於常人，達到真人、至人、聖人等不同境界。

名醫華佗創編的《五禽戲》認為：「動搖則穀氣消，血脈流通，病不得生。」人只要動一動、搖一搖，那麼就氣血流通，百病不生了。

現代社會是以腦力勞動為主體的，人們大多損耗的是精神，身體不動則陽氣不易升發，氣血會瘀滯，而過多動搖精神損耗的則是陽氣。動搖身體則能升發陽氣，所以要想身體健康，就一定得先讓身體動起來。

中醫有一句話：「陽光普照，陰霾自散。」如果你體內陽氣嚴重不足，陰氣過盛，可以選擇一些柔和舒緩的運動，如慢跑、遠足、爬山、各種球類運動，最好持續 30 分鐘以上，但要以心臟不劇烈跳動，身體微微出汗、發熱為宜，運動過度反而會傷害身體。

案例

許先生，76 歲，某院校教授。患心絞痛，多年來一直靠藥物維持，胸悶、氣短，給工作、生活增添了不便，尤其出差旅行更是容易發作。當時全家人為患者的病症迷茫困惑。偶然的機會同事來家裡提到，習練靜養——閉目養神可以治療一些慢性病症，不妨試一試。

從那天開始，他每天 4 點鐘起床打坐 2 個小時，吃完早飯上班，並持之以恆。一次在衛生間自己照鏡子時，忽然發現自己面色紅潤具有光澤，這是他從來未有的，心裡非常舒服，自己的病症一天比一天減輕，更讓他增加了信心。不到一年的時間他把藥全停了，病症就這樣消除了。見效之快，其實是他自己刻苦換來的結果，他還帶領全家打坐，就這樣整個家庭充滿了祥和氣氛，從此全家人再也不為身體的病患發愁了。

◎ 回歸自然，合乎陰陽

（一）依時節養陰陽

《素問・生氣通天論》認為每天按時起居、順應季

節變化、調整生活習慣等是健康長壽的根本。

比如古人發現冬至那天白晝最短，往後白晝漸長；正月則是「三陽開泰」，三陽表示陰氣漸去，陽氣始生，冬去春來，萬物復甦。

人體的陽氣升發也有類似的漸變過程，所以追求健康必須重視閉目養神，同時還要結合睡養、動養、食養、藥養和情志養等的綜合協調。

其中靜養可以同時滋陰補陽、自動調節人體平衡；食養、藥養則是針對人體特點滋陰壯陽；至於動則升陽、善和喜能升陽則是動養、情志養治病的原理。由這些綜合調理，開啟升發人體陽氣、調節人體平衡的智慧。

在閉目養神鍛鍊時間的選擇上，按照「動則升陽，靜則生陰」的原理，上午和春夏都屬於陽長陰消的階段，陽主動，動則升陽，所以陽虛的人上午鍛鍊效果最好；反之傍晚和秋冬屬陰長陽消的階段，陰主靜，靜則生陰，那麼，陰虛的人選擇傍晚靜養效果則更佳。

靜養是唯一可以自動調節人體陰陽平衡的方法，所以如果能夠持之以恆地堅持，就能夠自動做到春夏養陽、秋冬養陰，根據季節和白晝的變化自動調節人體陰陽平衡，達到健康長壽、開發智慧的目的。

閉目養神是最樸實無華的方法，叫人老老實實地端坐，不修一點一面，而是使全身八萬四千個毛孔皆通，與宇宙同呼吸共命運，男女老少均可練習，不受時間、方向的限制，簡單易學，不求而自得。而且無須意守，安全可靠，不出偏，是一種能較快掌握和運用的健身方法，具有

驅邪扶正的功效。

　　閉目養神可以上合於天、下合於地、中合於人事，達到天人合一、陰陽平衡、臟腑協調、經絡通暢、身心康泰、延年益壽、開發智力、激發人體潛能的目的。

（二）回歸日落而息

　　中醫經絡自然療法注重經絡調養，遵循「子午流注」的規律。子午流注，簡單地說，就是每個時辰都有與其相對應的經絡「當令」。從經絡學上講，子時（23 點~凌晨 1 點）是膽經的流注時間，即此時膽經氣血最旺，是人體進行大修的時間，這個時間人體最好進入睡眠休息狀態，如果把氣血挪為他用（如過多供應給大腦、四肢或者腸胃），人體新陳代謝的工作就無法順利完成，新鮮的氣血就無法順利生成，會嚴重影響丑時（凌晨 1 點~3 點）的肝經造血工作，長此以往會給人造成巨大危害。

　　現代職場白領長期處於「睡眠負債」狀態卻並不在意。你以為每天只睡五六小時，到週末再睡 10 小時就可以補回來了嗎？平時睡得

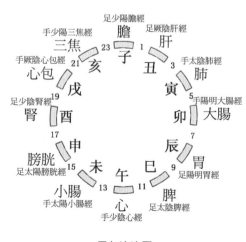

子午流注圖

少，雙休日多睡懶覺是根本不能把體力補回來的，再也沒有比打破生理時間更糟糕的事情了。一般人週期混亂最容易發生在週末，若你週五和週六晚至次日凌晨睡覺，下午才起床，你會很容易患上「週日失眠症」；週日晚上早早上床，兩眼放光，極力入睡卻無能為力。你越是努力，越感疲乏，「星期一綜合徵」自然也免不了。

所以，請盡量保持定時睡眠的習慣，維持固定的起床時間，在雙休日也不要靠太多睡覺來彌補。回歸日落而息的睡眠規律是靜養的重要前提。

（三）如何睡一個養生覺

嬰兒不枕枕頭也能睡得很香甜，是因為嬰兒的陽氣旺盛，胸膈裡沒有鬱滯之氣，全身的氣機運行通暢。人在成年之後，陽氣日益受到損耗，身體裡的濁氣也逐漸增多，清陽之氣常常受濁氣阻隔升發不上來，所以頭部需要一個枕頭，胸膈裡的濁氣才易降下去，才能睡個好覺。

我們一直用高枕無憂來形容無憂無慮的人生境界，古人對枕頭是很有講究的，叫做「神仙枕三寸」，三寸（10公分）高的枕頭對人體最有益處。

人睡著時，姿勢是自動調節的，某一種姿勢睡累了，人的潛意識就幫你自動翻個身。在睡覺的姿勢上，古人是有講究的，叫「側龍臥虎仰攤屍」。

第一種姿勢是側睡

在臨床上，胃不和的時候，臥就不安，側臥的時候，不管是左側臥還是右側臥，都是在養肝氣，人一臥，

血就歸到肝裡去了，血暢通後就睡著了。

第二種姿勢是「臥睡」

也就是趴著睡，和老虎的睡法一樣，在道家的比喻裡，龍就是肝，肺就是虎，一個主血，一個主氣，「臥睡」的時候是養肺氣，增強肺臟的機能。

第三種姿勢是攤屍睡

就是人仰面朝天躺在床上，無拘無束，這種睡法人最舒服。

有一次，國務院某參事來我們單位指導工作，結果忽然右腿瘸著進來了，準備離開的時候我出於好心給他按摩了一下，到他走的時候已經鬆快多了。

經過我的診斷測試，發現他的肝氣不舒，有較大面積的囊腫（領導說體檢結果是肝囊腫 3 個公分，實際我感覺更大些），肺部有結核鈣化傾向，兩腿膝蓋、腳踝長期受痛風的困擾。當時他先表示肺部沒有查出來，但我表示是遺傳的基因時，他表示贊同。

他的母親就死於骨結核（還做過骨頭移植手術），他的姑姑和叔叔也都是死於肺結核，自己腿部還常犯骨毒，實際也因為肺部的毒火造成的。至於痛風則主要是肝臟解毒功能超負荷運轉，所謂尿酸、嘌呤往往都與過量食用海產品、劇毒食品等有關；再加上長期缺乏良好的子時覺，不能給肝臟提供合格的造血原料，使得肝臟無法完成解毒功能，長期積累沉澱形成痛風。

透過閉目養神的靜坐調理，同時也需要配合調整生活起居和飲食習慣，才能慢慢治癒對肝臟的傷害。

如果心靜不下來，也是無法入睡的。這裡告訴大家一個竅門，無法入睡時就起來閉目養神，放鬆身心，不去刻意追求，困了再躺下睡覺。如果能夠靜坐一宿往往比睡眠的效果還好。因為，靜坐過程中人體任、督二脈是通暢的，是一種很簡單的補元氣的方法，元氣足了，陰陽自然平衡，就可達到比睡眠更好的效果。

另外，很多人晚上能很好地入睡，但是早上四五點多鐘莫名地就會醒來，醒來後大腦很清醒。這時候可以起來看會兒書或鍛鍊一會兒身體，這樣一天都會精力充沛。千萬不要再睡「回籠覺」。中醫認為「睡多神昏」，如果睡多了，反而會一整天覺得疲倦，精神不好。

（四）睡前莫食申後飯

申時指下午 3 點到 5 點，俗話講「睡前莫食申後飯」，為了有一個高品質的睡眠，古人認為下午 5 點之後的飯就盡量少吃或不吃，以免睡覺時胃裡的食物還消化不盡，影響睡眠品質，最好晚上只吃些水果或喝點粥等。

在冬天睡前最好泡泡腳，泡完腳還要搓搓腳，用手心對腳心搓三百次，起到水火既濟的作用，既能養心又能安眠。或叫家人之間互相捏捏後背，使氣血充起來，人舒服了，就能慢慢入睡了。

案例

筆者的一個在公司工作的朋友基本形成了凌晨睡覺的習慣，凌晨 24 點要加餐 1 次，然後凌晨 1 點多睡覺，

中午 12 點起床，幾乎每天晚上都會約上客戶或者朋友去唱歌、喝酒，過夜生活。他的身材已經嚴重變形，肚子大得跟孕婦似的。

　　那次聽說他屁股上長了個膿包，做了切除手術，筆者趕緊把閉目養神的方法告訴他，也給他作了測試。他說自己見的大師和高僧很多，但從來沒有動過拜師的念頭，也沒有哪個人能夠說準他的病的。

　　他對筆者挺佩服，欣然向筆者拜了師。回去後每天都堅持靜坐 40 分鐘以上，他自己說感覺靜坐後神清氣爽的，一天不坐反倒難受了。筆者也多次勸他晚上早點睡，一直效果不好。最近他告訴筆者，咳嗽的時候會咳出血，自己才知道害怕，慢慢開始調整自己的作息時間。另外他超胖的身材也與長期晚上暴飲暴食有關。早上是胃經（7~9 點）和脾經（9~11 點）的流注時間，又沒有食物攝入，長此以往造成脾胃功能失調，身材變形。

參考文獻

1. 大隱.如皋長壽方案.江蘇：鳳凰出版傳媒集團江蘇文藝出版社，2008:29—34.86—91.150—153.

2. 劉霽，翟雙慶.心主神的含義及啟示【J】.北京中醫藥大學學報，2008,31（4）：225—227.

3. 【英】薩利比爾.醫生不懂的長壽祕密.北京：中國社會出版社，2004：2—20.86—98.

4. 洪昭光.養生大講堂.北京：燕山出版社，2006:1—20.

5. 鄧鐵濤.心主神明論的科學性【J】.新中醫，2003,35（3）：64—65.

6. 易醫.不生病的智慧 2.江蘇：鳳凰出版傳媒集團江蘇文藝出版社，2008:16—22.

7. 林哲民.調神於養生機理之探討【D】.北京中醫藥大學2006 屆碩士論文.

| 第四章 |

動態行氣養生

　　中國最長壽的人——彭祖發明了具有養生保健作用的行氣養生法——導引術。他把靜養（呼吸運動）與動養（軀體運動）有機地結合起來，形成了十餘種導引方法。彭祖的導引術對祛病延年、強身健體具有很大的功效，後世的五禽戲、易筋經、八段錦、太極拳等武術功法和套路都是由此演變發展而來的。莊子在養生方面很重視動靜結合、導引行氣並用，他說：「吹呴呼吸，吐故納新，熊經鳥伸，為壽而已。」大大地豐富了行氣攝生內容，比以前的「靜以養生」更加積極主動。

　　《黃帝內經》認為，真氣運行是人體生命活動的基本形式和核心。由真氣循經運行，疏通任、督，由後天返先天，恢復再生力，可以旺盛機體的自我調節、自我建設、自我修復的能力，有病治病，無病健身延年。

◯ 最佳的養生治病導引術

　　「導引」又名「道引」，解釋為「導氣令和，引體令柔」，意思是呼吸養我，屈伸手足，使血氣流通，促進健康，經常與服氣、存思、咽津、自我按摩等相配合進行。肢體導引為外導引，內氣運行為內導引。

晉代葛洪《抱朴子》載：「或伸屈，或俯仰，或行臥，或倚立，或躑躅，或徐步，或吟或息，皆導引也。」隋代《諸病源候論》載有導引治療法多種。

（一）導引術的真氣循行

導引術是我國古代醫學主要的養生治病方法之一，它可以充分發揮、調動內在因素積極地防病治病。從保健意義上看，它可以鍛鍊身體，增強體質，保持朝氣，煥發精神。

早在春秋戰國時期導引術就已非常流行，當時深受神仙家與醫家的重視，後來被道教承襲作為修練方法之一，使「真氣」按照一定的循行途徑和次序進行周流，以導引為練身的重要方法具有調營衛、消水穀、除風邪、益血氣、療百病、延年益壽的功效。

漢代養生家張湛則明確把「導引」歸為養生十大方面之一。南北朝的陶弘景《養性延命錄》引張湛《養生要集》：「養生大要，一曰嗇神、二曰愛氣、三曰養形、四曰導引、五曰言語、六曰飲食、七曰房中、八曰反俗、九曰醫藥、十曰禁忌。」東漢時期華佗也把導引術式歸納總結名為「五禽戲」，即虎戲、鹿戲、熊戲、猿戲、鳥戲，比較全面地概括了導引療法的特點，且簡便易行，對後世醫療和保健起到了推進作用。

（二）導引術的形式：呼吸和按摩

彭祖發明的導引術吹呴呼吸、吐故納新、熊經鳥

伸，是一項很好的健身運動。導引術還由導引，按摩、活動肢體，行氣活血。

1. 呼吸：

呼吸鍛鍊是改善呼吸功能，促進血液循環，減輕心臟負擔的一種運動，有胸式呼吸與腹式呼吸兩種方式，前

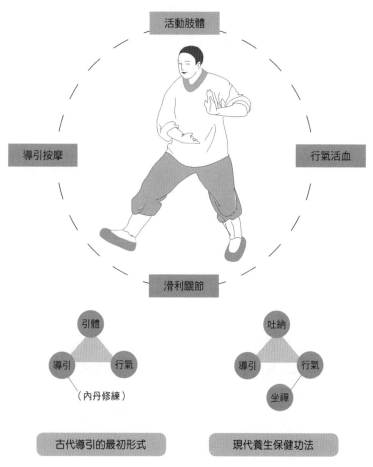

古今養生功法

者以肋間肌活動為主，表現為胸壁的起伏；後者以膈肌活動為主，表現為腹壁的起伏。呼吸運動的基本意義是使肺內氣體與外界氣體交流，有效地提供機體代謝所需的氧，排出體內產生的二氧化碳。

2. 按摩：

經絡遍佈全身，內屬於臟腑，外絡於肢節，溝通和聯絡人體所有的臟腑、器官、孔竅及皮毛筋肉等組織，透過對體表的自我按摩及動搖肢體關節，使體內氣血流暢調和。切記，凡做導引、按摩者，必須心靜或默數動作，防止神意散亂，確保健身防病效果。

（三）四個衍變：推拿、舞、導引和搏擊

導引術的發展已成為眾多養生家的養生之法，其演變經歷了四種形式：

1. 推拿：

最原始形式的肢體動作類導引術是按摩、拍打。這種方式施之於人，從原理上說是替或讓別人導引，隨著手法的發展、細化，逐漸形成了一門獨立專業──推拿學。

原始社會，繁重而艱苦的勞動生產過程，往往使人們發生損傷和病痛，為了緩解疼痛，就會不自覺地用手撫摸傷痛局部及其周圍部位。當人們發現這種觸摸真的可以減少傷處的疼痛時，於是便從中積累經驗，逐漸發展成醫療行為。由此，再經過不斷地總結、提高，便演變成一門古代的推拿醫術，古代在推拿手法操作時，已注意與其他方法的結合。

2. 舞：

導引舞大多是從模仿多種動物形態動作開始的，逐漸增加了模仿勞動或搏擊格鬥動作等內容，在實踐、流傳中不斷演化成各種肢體導引術式。

其形態變化多端，大致可分為三類：其一類似舞蹈，其二類似健身操，其三類似武術。隨著社會文明的發展進步，舞轉用於社交、娛樂、宗教儀式等各種活動，並逐漸向藝術化發展，而其原始防病治病的功能逐漸讓位於效果更好、更專業化的導引形式。

3. 導引術：

形體類導引術起初是獨立的、分散的術式。《引書》和《帛書・導引圖》中的導引術式也都是如此。後來，精於此道者於眾多散在的導引術式中精選編排，甚或綜合創造，形成了各種導引術套路。

其中最早面世的導引套路當推五禽戲。其後，相繼面世的有靈劍子導引法、赤松子導引法、八段錦、十六段錦、二十四節氣導引圖等，其中以五禽戲、八段錦等最為著名，且各自衍化出數十種同名不同內容的套路。

4. 搏擊和體操：

徒手乃至持械搏擊方法最初也是肢體動作類導引術所模仿的內容之一，隨著專業武士的精心編創，又發明出既能強身健體，又能攻防技擊功能的拳術或武術套路。後來隨著槍炮等熱兵器的日益進步，武術的搏擊功能更趨淡化，取而代之的是易筋經。

易筋是改易筋骨之意。肢體動作類導引原先有相當

部分是單純的肢體運動，類似於現代體操，有人認為由歐洲興起的現代體操，其真正源頭即是中國傳統導引術。

案例

朱某，女，56 歲。1990 年初因工廠不景氣失業回家帶孩子，在家總是悶悶不樂並對家庭生活失去信心，長期憋在家裡不想見人，經醫院診斷患有抑鬱症。當時女兒已 11 歲，整個家庭處在和諧危機之中。

1994 年初偶然的機會老公帶同事回家吃飯，當時她正在臥室不想見人，當他聽到談笑之中同事說打坐靜養——閉目養神可以治療各種疑難雜症時，頓時興奮起來並從臥室走出來。同事教她在椅子上坐下，兩腳踏地，兩手心向上放在大腿上，閉目放鬆，然後老公去做飯。40 分鐘後，飯好了，就召喚她和大家一起吃飯。她睜開眼睛站起來後就感覺特別精神，還有輕鬆感。

這種感受她從來沒有過，吃飯也有了食慾。當天晚上她又打坐一個半小時，夜裡睡眠非常好。她每天堅持打坐，自我按摩，練八段錦，經過一段持之以恆的練習，不到半年的時間，改變了她的思維，從此家庭和睦了。現在的她已當上了姥姥，身體很健康。

◯ 五臟導引術

五臟導引術（法）是依據彭祖發明的導引術衍變而來的一種方法，它針對人體的五臟，即肝、心、脾、肺、

腎進行的強化保健功能，按照木、火、土、金、水五行相生來鍛鍊，對五臟疾病的治療有顯著療效。

（一）舒肝導引術

肝居右肋部，開竅於目，其華在爪，肝與膽相表裡。肝主疏洩，可調節人的情志，在消化方面可保持脾胃正常的消化功能，在氣血方面可保持氣機調暢而使血行不致瘀滯。

【導引法】右手拇指和食指相扣成環，其餘三指自然伸直，置於丹田下，左掌按摩肝部。

（二）調心導引術

心位於胸中，有心包圍護於外，心主血脈，有推動血液在脈管中運行的作用。心、血、脈三者密切相關，心是血液運行的動力，脈是血液運行的通道。心氣的盛衰可以從面部的色澤反映出來，即所謂「其華在面」。

【導引法】雙手於胸前呈蓮花狀，意想心臟是一朵盛開的紅蓮花。

案例

付女士，患心率過速、心絞痛等心臟病。她本人是西醫大夫，她非常清楚自己的病症靠西醫西藥是不能把病根除的，只能靠藥物維持。

也可能是緣分，接觸閉目養神後她馬上就意識到這是自然科學、人體科學與中醫科學（三大科學）的產物，

透過打坐靜養和導引達到天人合一，可以調動人體的氣血，開發自治自調的潛能，百脈通氣血通。明白這個道理以後，她感覺有了希望。

經過刻苦靜養的習練和調心導引的練習，她感覺自己的病症一天比一天好起來，不到一年的時間，原來所有的症狀全部消失。她感慨地說：閉目養神就是神，只要你持之以恆地堅持打坐，你就會「信」了。

（三）健脾導引術

脾居中焦，脾氣主升。它的主要功能是主運化，統攝血液。脾與胃相表裡，脾胃共為「後天之本」。脾有運化功能，主要是運化水穀精微和運化水濕兩方面。運化水穀精微是指對營養物質的消化、吸收和運輸的功能；運化水濕是指脾在運輸水穀精微的同時，還把水液也輸送到各組織中去，使人體的組織得到水液的充分滋潤。

【導引法】雙腳平行站立，以心、口為中心，左掌沿肋緣向下摩擦。

（四）理肺導引術

肺位於胸中，與大腸相表裡。肺有呼吸的作用，人由肺吸入清氣，呼出濁氣。肺又與宗氣密切相關，宗氣由水穀之精氣及肺吸入之氣結合而成，積於胸中，上出喉嚨以司呼吸。透過「肺朝百脈」而布全身，維持組織器官正常功能。

【導引法】以膻中穴為中心，沿兩肺畫橫 8 字。

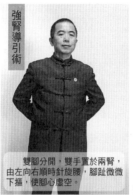

強腎導引術

雙腳分開，雙手置於兩腎，由左向右順時針旋腰，腳趾微微下摳，使腳心虛空。

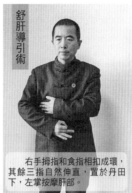

舒肝導引術

右手拇指和食指相扣成環，其餘三指自然伸直，置於丹田下，左掌按摩肝部。

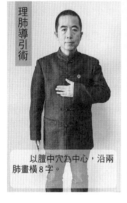

理肺導引術

以膻中穴為中心，沿兩肺畫橫8字。

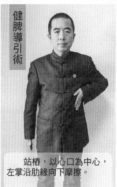

健脾導引術

站樁，以心口為中心，左掌沿肋緣向下摩擦。

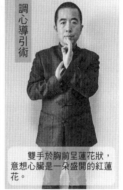

調心導引術

雙手於胸前呈蓮花狀，意想心臟是一朵盛開的紅蓮花。

五臟導引術

（五）強腎導引術

腎位於腰部，左右各一，因此稱腰為腎之腑。它的主要功能是藏精，主水，納氣。由於腎藏精，主人的生長、發育、生殖，所以稱為「先天之本」。

【導引法】雙腳分開，雙手置於兩腎，由左向右順時針旋腰，腳趾微微下摳，使腳心虛空。

案例

　　張女士，59 歲。醫院診斷為心肌嚴重缺血、心律不整、慢性胃炎、子宮肌瘤、左腿膝下軟骨瘤、風濕性關節炎等症。住院治療一個多月，病情越來越重，走路發飄，時有斷氣休克之兆。無奈，醫院又繼續檢查心肌缺血情況，做冠脈造影手術，患者當時把遺囑都寫好了。她果然休克在手術台上，經電擊後才甦醒過來，這次診斷為冠狀動脈痙攣。西藥治療令人失望，左眼近乎失明。出院後一直腹瀉、胸悶，經常嘔吐。

　　正當患者苦不堪言、生不如死的危急時刻，經付大夫介紹開始練習打坐靜養。練功時，嗝聲陣陣，那是脾氣、肝氣反映出來的狀況，但心裡很舒服。

　　半年後，患者病症大有改觀，速效救心丸不吃了，氧立得不用了，走路有勁了，左眼能清楚地看東西了。患者的種種變化讓她興奮不已，於是她把這個喜訊告訴了家人和同事，與他們分享閉目養神帶給她的快樂。她感慨萬千，感恩閉目養神帶給她的健康，願把健康的福音送給更多的人。

◎ 經絡導引術與人體循經導引術

　　古人將肢體導引舒展法與經絡穴位的按摩相結合，既活動了肢體關節，又發揮了經絡穴位的特殊作用，這就是經絡導引術的原理和由來。

（一）經絡導引術

經絡的作用主要包括：聯繫臟腑，溝通內外；運行氣血，營養全身；抗禦病邪，保衛機體營氣行於脈中，衛氣行於脈外。

人體的五臟六腑、四肢百骸、五官九竅、皮肉筋骨等組織器官，是依靠經絡系統的聯絡溝通而實現的。經絡中的經脈、經別與奇經八脈、十五絡脈，縱橫交錯，入裡出表，通上達下，聯繫人體各臟腑組織；經筋、皮部聯繫肢體筋肉、皮膚。

● 經絡導引術重點包括

1. 覺知呼吸：

想像一下隨著人體的吸氣，身體的胸部和腹部在擴張，隨著人體的呼氣，胸部和腹部在收縮。

2. 覺知命門穴：

想像一下隨著人體的吸氣，人體的元氣從百會穴（頭頂兩耳尖連線的中點）經身體後正中線的督脈向下運行，到達足部的太白穴（足內側第一蹠骨小頭後下方，赤白肉際處），隨著呼氣再從太白向上運行到命門穴（第二腰椎棘突下），隨著自然呼吸而覺知身體命門的感受，是否有積聚生熱、溫煦全身的感覺。此法可治療腹脹腸鳴、腹部及胃脘疼痛。

3. 覺知湧泉穴：

隨著吸氣想像一下元氣從頭頂進入身體，通遍全

身，隨著呼氣從足底的湧泉穴（足心蜷曲時足底凹陷處）排出。此法能補腎水、降心火，治療陰虛火旺引起的頭痛、失眠、眩暈等症狀。

案例

賈先生，53歲，某大學教授。患慢性胃炎多年，身體消瘦，面色黑黃。他飲食方面特別小心，稍不注意就會引發腸胃不適，這些年只能靠藥物維持。

同事的打坐靜養讓他產生了濃厚的興趣，於是他開始嘗試閉目養神。在打坐時出現唾液增多、身體發熱、氣血充盈的感覺，他心中充滿了喜悅感。堅持打坐幾個月後，症狀好轉，不用整天搗著胃了，隨之整個臟腑也加強了，走路腰板也直了，開始停藥，並堅持閉目養神。令人不解的是停藥後病症一天比一天好，家人和同事看到他通過閉目養神收到了良好的療效都非常欣慰。

（二）人體循經導引術

人體循經導引術是按十二經循行路線進行自我導引的一種方法。它不是逐經導引，而是三陰三陽經分別導引。十二經的循行路線是：手三陰從胸走手，走臂之內側；手三陽從手走頭，走臂之外側；足三陽從頭走足，走體外、背側（陽明經行於體前，不向下導引）；足三陰從足走腹，行腿內側。

故手經導引，沿臂內下行，沿臂外上行；足經導引，沿體外、背下行，沿腿內側上行。

　　人體循經導引術是練形神混元的重要組成部分，同屬智能導引術，主要是增強人體內「橫通」的作用。經絡導引和循經導引合練才能使形神混元為一體。

　　【預備式】兩腳併攏，周身中正，兩手自然下垂，目視前方，兩眼輕輕閉合，目光回收，全身放鬆。以小指帶動，翹掌下按拉氣，兩手向前平伸與肩同寬，中指回照印堂，肘臂外撐外展呈「一」字形，轉掌心向下，連續轉掌心向上畫弧，兩手頭頂上方相合，沿頭正前方下降至胸前呈合十手。兩手沿肋弓分開變叉腰。大指在京門穴（第十二肋端），其餘四指自然放在腰帶處。兩腳分開，與肩等寬，平行站立。

● 手經導引術

　　鬆開叉腰的左手，掌心向上，向前下方伸出；同時鬆開叉腰的右手，沿肋弓經期門、膻中，至左側雲門穴，沿左臂內側向下震顫，經曲澤、大陵、勞宮等穴至指端，弧形轉掌；左手掌心向下，沿右手指端、手背，繼而沿右臂外側向上震顫，經外關、曲池、肩井到右頸根部，想像一下元氣向上送至頭，向下至右側雲門穴；同時右手轉掌心向上。

　　左手沿右臂內側向下震顫，經曲池、大陵、勞宮等穴至掌指端，弧形轉掌；右手轉掌心向下，沿左手指、手背向上震顫，經外關、曲池、肩井至左側頸根部；右手迴環下降至鎖骨下，外行雲門穴，退回膻中到期門，收手到右肋；左手同時收回至左肋。

右手掌心向上，向前下方 45° 伸出；同時左手沿肋
弓經期門、膻中，至右側雲門穴，沿右臂內側向下震顫，
經曲澤、大陵、勞宮等穴至指端，弧形轉掌；右手掌心向
下，沿左手指端、手背，繼而沿左臂外側向上震顫，經外
關、曲池、肩井到頸根部（意念向上送至頭），向下至左
側雲門穴；同時左手臂轉掌向上，右手沿左臂內側向下震
顫，經曲澤、大陵、勞宮等穴至掌指端，弧形轉掌；左手
轉掌心向下，沿右手指、手背向上震顫，經外關、曲池、
肩井至右側頸根部；左手迴環下降至鎖骨下，外行雲門
穴，退回膻中到期門，收手到左肋；右手同時收圓到右
肋。

● 足經導引術

兩手心向內，沿肋弓斜上至心口，中指相接。兩手
沿胸向上震顫，至頸、下頜、面部，逐漸轉指尖向上，至
額、囟門、頭頂、玉枕部，掌捂兩耳，以中指帶動四指在
玉枕部彈打震動後腦，做「鳴天鼓」；沿頸下振。

兩手不震顫，繞肩前，從腋下回體後（意念向上
接），向下震顫導引；同時身體蜷曲向下，逐漸屈膝下
蹲；虎口張開對腿兩側（四指在腿後，大拇指向前），向
下震顫；兩手經足外側，逐漸手的十指對準腳十趾震顫
（如點按發電報）；兩手沿足內側、腿內側，震顫至小
腹、心口，身體逐漸直起。

手經導引、足經導引連續做三次，為循環導引一
遍。

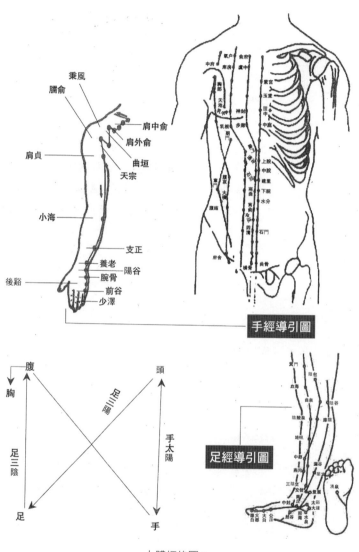

人體經絡圖 1

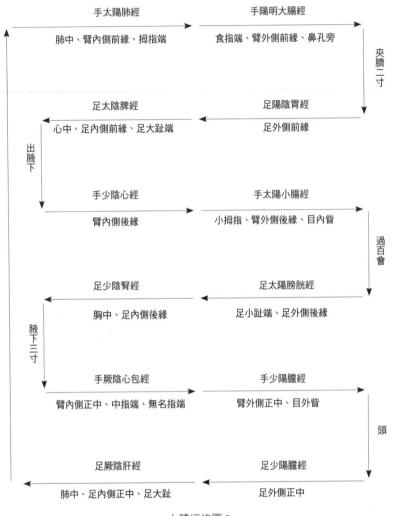

人體經絡圖 2

【收式】兩腳併攏，兩手至心口，胸前合十。兩手相合上舉，至頭頂上方，上拔。轉掌心向前，左右下落呈一字，轉掌心向上，體前合攏，與肩等寬，中指回照印堂。落肘回抽，手向後伸出外展，逐漸轉掌，向前攏氣，

貫下丹田，兩手重疊在肚臍上，靜養。分手還原體側，兩眼慢慢睜開。

○ 經穴導引術與元氣穴道導引術

在保養元氣的基礎上，涉及許許多多氣在人體中運行的路線與關鍵點，這便是經絡與穴位。經穴是經絡線路上的一個個關鍵點。經穴導引術是在鍛鍊者或他人腧穴上進行導引的方法。

彭祖就是運用經穴導引術進行自我導引而活至高壽的。經穴導引可在睡覺前進行，也可在其他空閒時間進行。穿著盡量寬鬆，以便充分發揮其疏通經絡、調和氣血、平衡陰陽和旺盛血液循環的作用。

（一）經穴導引術

以下列舉八種常用的經穴導引術（手法）：

1. 點穴法：

以指尖點按在穴位上進行按摩。點按可以用拇指、食指或中指的指尖進行。用作點按的手指應剪短指甲。點按可用單手也可用雙手進行。施用的指力視點按部位而定。這種手法主要應用在若干主要穴位上。點穴法即針灸學中的「指針法」。

2. 旋摩法：

可用食指、中指、無名指、小手指的遠端指腹進行旋摩，也可用手掌及手指的掌側面旋摩。

前者的力量比較集中，透力較大；後者的力量比較均勻，主要作用於淺部。旋摩是在按摩部位呈弧圈形旋轉地前進或在固定的部位上旋摩。前者主要應用於四肢，後者主要應用於腹部。

3. 指揉法：

用指尖在穴位上進行揉壓。可用單手也可用雙手進行。施用的指力有輕有重，力度視指揉部位的不同而定。指揉法是用指尖以小的弧圈形式揉壓的。多應用於一些主要穴位上。

4. 掌揉法：

用手掌的基底部（靠近腕部的肉厚之處），以手腕力量呈弧圈樣進行揉摩。此法較指揉法的力量大，可以作用到軟組織的深部。掌揉法主要用於四肢肌肉較厚的部位和關節部位。

5. 掌搓法：

用掌指的掌側面像搓東西那樣用搓勁在按摩的部位上搓動。可以向單一方向搓動，也可以來回搓動。主要用於腹背部和四肢部。

6. 推導法：

用手掌的基底部在按摩部位上以較重的力量推導。可以用單手也可以用雙手進行。用雙手進行時，把一隻手掌放在另一隻手的手背上，以加重推導的力量。此法主要應用於四肢部和腰背部。

7. 拍打法：

用食指、中指、無名指、小指的指腹在按摩部位上

進行拍打。

拍打時，四個手指併攏或稍分開，以手指的指腹（不是手掌）用彈跳的力量有節奏地向前移動著拍打。這種手法應用於四肢部位。

8. 指捏法：

用五個手指進行捏壓。捏壓時，拇指伸直，食指、中指、無名指、小指併攏平伸，掌指關節後引，拇指前伸，使拇指和食指的指尖平齊，形如鶴嘴。

這種手法在《天罡指穴法》中叫「鶴嘴勁」，主要用於上肢部位。施術時，以指捏的力量像「鶴嘴」那樣一張一閉地向前捏動。

（二）元氣穴道導引術

元氣穴道導引術是以調心、調息、調身為手段，以防病治病、健身延年、開發潛能為目的的一種身心鍛鍊方法，調心是調控心理活動，調息是調控呼吸運動，調身是調控身體的姿勢和動作，這三調是元氣運行鍛鍊的基本方法、三大要素或稱基本規範，然後在此基礎上加上各種手法，疏通穴道，調補元氣。

案例

阮先生，73歲，內蒙古人。多年的老胃病轉成胃潰瘍，中西醫結合治療沒有明顯的效果。醫院診斷為胃癌，建議手術。整個家裡的人一下就傻眼了。後來病情加重，經商議還是選擇保守治療，就在這緊急關頭，透過親友推

薦練習閉目養神。

他抱著試試看的態度開始練習。上午 2 個小時，下午 3 個小時，隨後逐步加長時間，竟然達到一天打坐 9 個小時。就這樣刻苦打坐，堅持不懈，半年後感覺體力倍增。有一天他突然覺得胃裡發熱，有一股熱流往上頂，開始嘔吐，繼而越吐越厲害，先後吐出有大半盆黑乎乎的黏液。他頓時覺得胃裡多年鬱積的廢物完全排出，同時感到心情無比舒暢，從此疼痛消失。

他興奮地說，這個閉目養神法太神奇了，我還要好好練。就這樣不到一年的工夫患者完全痊癒了。

○ 筋骨肌肉導引術 —— 易筋經

易筋經是在彭祖和少林達摩祖師武術的基礎上發展起來的一種養生功法，它和八段錦等導引術都是採取改變肌肉、筋骨質量的特殊鍛鍊方法。

易筋經除練肌肉、筋骨外，同時也煉氣和意，是一種意念、呼吸、動作緊密結合的導引術。

在練習時須注意鬆靜結合，剛柔相濟，身體自然放鬆，動隨意行，意隨氣功，不要緊張、僵硬。

易筋經十二式

1. 兩手當胸：

兩腿開立，兩腳距離同肩寬，兩手自然下垂，腰背正直，兩眼凝視前方，做到調身、調心、調息，接著兩臂

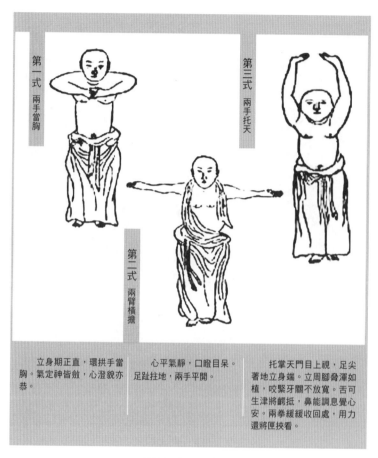

第一式 兩手當胸

第二式 兩臂橫擔

第三式 兩手托天

　　立身期正直，環拱手當胸。氣定神皆斂，心澄貌亦恭。

　　心平氣靜，口瞪目呆。足趾拄地，兩手平開。

　　托掌天門目上視，足尖著地立身端。立周腳疊渾如植，咬緊牙關不放寬。舌可生津將齶抵，鼻能調息覺心安。兩拳緩緩收回處，用力還將匣挾看。

易筋經十二圖（1）

緩緩抬起至前平舉位，掌心向下，手臂保持伸直；再翻掌，掌心向內，兩肘內屈，使手向胸前收攏，停於胸前約一拳處，兩手指尖相對，掌心向胸，做拱手狀。

2. 兩臂橫擔：

　　足趾抓地，兩手翻掌，掌心向下，足跟微微提起，腳尖點地，同時兩手左右分開，兩臂呈側平舉，掌心向

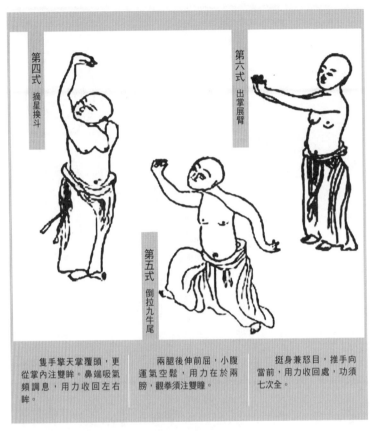

第四式 摘星換斗

第六式 出掌展臂

第五式 倒拉九牛尾

隻手擎天掌覆頭，更從掌內注雙眸。鼻端吸氣頻調息，用力收回左右眸。

兩腿後伸前屈，小腹運氣空鬆，用力在於兩膀，觀拳須注雙瞳。

挺身兼怒目，推手向當前，用力收回處，功須七次全。

易筋經十二圖（2）

下。

3. 兩手托天：

兩手從左右兩方緩緩上舉，臂伸直，掌心向上，手指朝裡，做托天狀，同時兩腳跟再稍抬起，足尖著地，牙關咬緊，舌抵上齶，呼吸細長，意識集中在兩手；然後兩手握拳，兩臂順原來路線緩緩用力降下至側平舉位，同時腳跟放下。

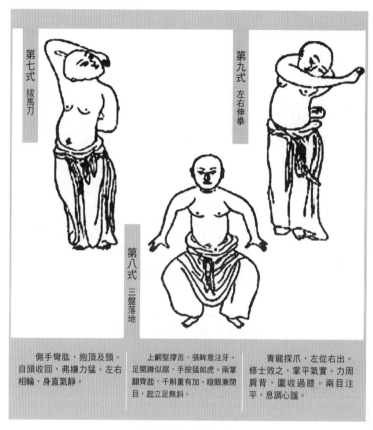

第七式　拔馬刀

第九式　左右伸拳

第八式　三盤落地

側手彎肱，抱頂及頸。自頭收回，弗嫌力猛。左右相輪，身直氣靜。

上齶堅撐舌，張眸意注牙。足開蹲似踞，手按猛如虎。兩掌翻齊起，千斛重有加。瞪眼兼閉目，起立足無斜。

青龍探爪，左從右出。修士效之，掌平氣實。力周肩背，圍收過膝。兩目注平，息調心謐。

易筋經十二圖（3）

4. 摘星換斗：

兩腳開立，兩臂側平舉，右手緩緩上舉伸直，覆掌，五指併緊，指尖向內；抬頭向右上方望右手掌心，左手同時放下，並反手以手背貼於腰部，稍停，換手輪做。

5. 倒拉九牛尾：

右手從腰部撤回，順勢向前方翻腕展臂，肘微彎曲，五指撮攏，握空拳，指尖向裡，右腿跨前彎曲，左腿

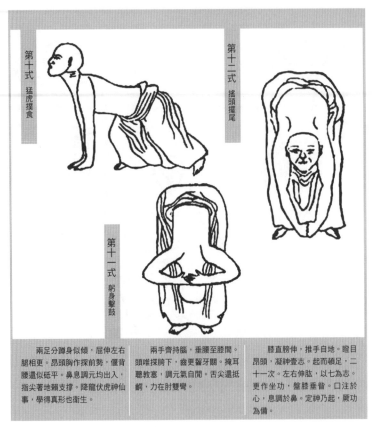

第十式 猛虎撲食

第十一式 躬身擊鼓

第十二式 搖頭擺尾

兩足分蹲身似傾，屈伸左右腿相更。昂頭胸作探前勢，偃背腰還似砥平。鼻息調元均出入，指尖著地賴支撐。降龍伏虎神仙事，學得真形也衛生。

兩手齊持腦，垂腰至膝間。頭唯探胯下，齒更齧牙關。掩耳聰教塞，調元氣自閒。舌尖還抵齶，力在肘雙彎。

膝直膀伸，推手自地。瞪目昂頭，凝神壹志。起而頓足，二十一次。左右伸肱，以七為志。更作坐功，盤膝垂眥。口注於心，息調於鼻。定神乃起，厥功為備。

易筋經十二圖（4）

伸直呈弓箭步。右手運動時左手同時放下，順勢向左後方伸出，五指撮攏，掌心朝上。然後吸氣，意念集中在右手，右手做向後倒拉牛尾狀。稍停片刻，換另一方向再做。

6. **出掌展臂**：

右腳踏前，同左腳併攏，兩臂胸旁屈肘，手指張開，掌心向外，呈「排山掌」，逐漸用力向前推。至臂充

分伸直為止，同時全身挺直，兩眼睜大向前凝視，然後兩掌緩緩收回，貼攏於左右兩側胸脅部。

7. 拔馬刀：

立正，兩臂前平舉，手呈「排山掌」。首先右手上提至後腦，用掌心貼枕部抱頭，手指輕輕壓拉左耳，右腋張開，同時頭向左轉，左手則收回反手以手背貼於兩肩胛間；吸氣，同時用右手手指壓拉左耳，頭及右肘稍緊張，意念集中在右肘。呼氣，放鬆。稍停，換手再做相同動作。

8. 三盤落地：

左腳向左跨出一步，兩手收回，左右分開，即呈以下預備姿勢：兩腳開立，兩腳距離比肩寬，兩臂側平舉，掌心向下。兩腿呈半蹲式，腰背與頭部保持正直，兩手屈時翻掌向上，下臂平舉，如托重物狀。稍停片刻，兩手翻掌向下，小臂伸直，放鬆，如放下重物狀。兩腿再慢慢伸直，左腳收回，兩足併攏，呈直立狀。

9. 左右伸拳：

左手握拳，置於腰間，右手向左前方伸出，五指捏呈鉤手，上體左轉；腰部自左至右轉動，右手亦隨之自左至右水平畫圓，手畫至前方時，上體前傾，同時呼氣；畫至身體左側時，上體伸直，同時吸氣。

10.猛虎撲食：

右腳向前跨一大步，屈膝呈右弓步，上體前傾，雙手撐地，頭微抬起，眼看前下方；吸氣，同時兩臂伸直，上體抬高；然後呼氣，同時屈肘，胸部下落。隨呼吸，兩

臂屈伸，上體起伏，做撲食狀。

11.躬身擊鼓：

兩腿開立，與肩同寬，兩手用力合抱頭後部，手指敲小腦後部片刻，配合呼吸做屈體動作：吸氣時身體挺起；呼氣時俯身彎腰，頭探於膝間做打躬狀。

12.搖頭擺尾：

兩手舉起，兩掌向正前方推出，至兩臂伸直為止，掌心向外；兩手十字交叉，掌心向下，收回至胸前，兩手分開；兩掌向下推壓，腰隨掌向前彎曲，兩腿保持挺直。兩掌盡量下推，頭稍抬起，兩眼睜大，向前凝視；伸腰起立，兩手同時上提，分別向左右屈伸手臂，兩足頓地 7次。

案例

　　王女士，80 歲。年輕的時候，身體飽受了寒、熱、虛、實、氣的侵蝕。病痛潛伏在體內經常不舒服，靠吃藥維持，但不吃藥就難受。後來經常徹夜疼痛而無法睡眠。經西醫診斷為 23 種病，包括中風、腰椎病、心臟病（已搭橋）、糖尿病、高血壓等，經過各種中西醫方法都無效。2011 年末，經朋友推薦來生遠堂，由筆者給她進行脈象診斷，然後親自調理，採用中醫經絡疏通結合閉目養神綜合治療。

　　剛開始就每天打坐靜養兩個半小時，患者疼痛得到很好的控制，接下來她堅持得很好，習練了一個月後發現自己的脾氣得到改善，並且睡眠改善得很好，感覺身體頭

部有些細微的循環，腰椎部位和心臟都感覺很舒服，她真正覺得閉目養神是個好方法。慢慢地身體病症都開始恢復了，兩年的工夫疾病基本痊癒。

◯ 六字訣及膽病導引術

六字訣及膽病導引術，都是我國勞動人民在保健醫療實踐中總結出來的具有保健和治療作用的功法。

（一）六字訣

六字訣，是彭祖流傳下來的一種吐納養生法。它的最大特點是：強化人體內部的組織機能，透過呼吸導引，充分誘發和調動臟腑的潛在能力來抵抗疾病的侵襲，防止隨著人年齡的增長而出現的過早衰老。

六字訣透過呼氣時發出「噓、呵、呼、呬、吹、唏」六個字的音，再配合吸氣，來達到鍛鍊內臟、調節氣血、平衡陰陽的目的。

六字訣最早見於南北朝時期陶弘景的《養性延命錄》，文中記載：

「凡行氣，以鼻納氣，以口吐氣，微而引之名曰長息。納氣有一，吐氣有六。納氣一者，謂吸氣；吐氣有六者，謂吹、呼、唏、呵、噓、呬，皆出氣也。」

練「噓」字功，睜眼練，其他字可以閉目吐音。每個字吐音六次。吸氣時鼓肚子，呼氣時癟肚子。吐字呼氣，吐盡吸氣，嘴呼鼻吸。

（二）膽病導引術

膽病導引術可使肝膽之氣升發、暢通而解除膽汁鬱結。

【方法】平坐床上，兩腳掌相對，仰頭，左右手分別握住左右腳腕，以垂直方嚮往上提，來回搖動，做 3~5 次。然後坐在床上，兩手按於床面，向上挺身努腰，做 3~5 次。每日早晚各行 1 次，每次約 20 分鐘。

【輔助活動】導引治療慢性膽囊炎除上述功法外，還可在平時或練功餘暇進行一些輔助活動，以配合治療。

1. 覺知期門

姿勢不拘，取坐、站、臥式均可，身體放鬆入靜，排除雜念，舌抵上齶，鼻吸鼻呼，緩慢吸氣，將意念引至丹田，有氣感後再上引至右脅下期門穴（右脅第 5-6 肋之間與肋中線交叉處），然後意守 10~15 分鐘。期門為足厥陰肝經之穴，主治肝膽疾病。

2. 按摩脅肋

左手貼於右脅肋前，右手掌置於左手背上，自上而下，反覆按摩 36 次。慢性膽囊炎大多伴有右腹及右脅肋的疼痛，按摩脅肋能暢通膽囊而止痛。

3. 按摩陽陵泉

雙手大拇指按摩雙腿陽陵泉穴（膝下 1 吋處），先按順時針方向按摩 36 次，接著再按逆時針方向按摩 36 次。陽陵泉為足少陽膽經之合穴，按摩陽陵泉能瀉膽熱、調膽氣，對膽囊炎有一定療效。

案例

　　任女士，山西長治人，29 歲。患抑鬱症伴有狂躁症。父母說的話稍不順心就暴跳如雷，還有輕生的表現，不能正常工作。向公司請假後，母親放下手上的工作帶女兒來北京就診。經醫院多方治療，病情總是反反覆覆，後經生遠堂客戶推薦讓她們來堂裡調理。

　　剛來的時候患者精神恍惚，兩眼發直，有時神志不清。開始教她打坐閉目靜養（一個半小時）兼疏通經絡調理，不到 1 週的時間，患者症狀減輕。

　　經過兩個多月的閉目養神兼打坐疏通經絡調理，患者病症痊癒，回家正常工作。家人非常感激生遠堂對他們所做的一切努力，使她的女兒獲得重生。

◯ 仙臥導引術

　　仙臥導引術是一種在臥姿狀態下運動肢體，以達到形神協調的養生健身類功法。臥姿狀態下，骶椎處於脊柱的下部，練習時受壓力最大，可以興奮盆腔神經叢，有利於所屬器官功能恢復。仙臥導引術包括彭祖仙臥導引術、腰椎腹臟導引術和仰臥抖動導引術等。

（一）彭祖仙臥導引術

　　彭祖仙臥導引術是具有代表性的古代養生功法之一。該功法動作簡單，適合體弱者和老年人躺在床上練

習，有除百病、延年益壽的作用。該功法須夜半至雞鳴時為之，禁飽食、沐浴。

【具體方法】

1. 寬衣解帶，仰臥床上。以背、臀為支點，伸腰挺腹，舌抵上齶，做深長腹式呼吸 5 次，五吸一吐為一遍，再以舌漱齒咽津。此式可固腎氣、去消渴、和陰陽。

2. 伸左腳，彎曲右膝，使右膝內壓左腳上，如前呼吸，引氣脾中行。可祛除心腹內寒熱邪氣。此式可補中氣、去消渴、和陰陽。

3. 放鬆靜坐，兩手臂置於體側，意守足底湧泉穴片刻。然後腳趾用力伸直再盡力向後鉤，同時吸氣。繼而全身和足趾放鬆同時呼氣。如是做 5 次。此式能消除腹內結塊，通利九竅。

4. 兩足趾盡力向後彎轉，如前呼吸，以意念引氣到病處，使氣血運行。此式可消除肢體麻痺。

5. 放鬆仰臥，雙腿外旋，雙足跟相對並吸氣，然後兩腿復原伴呼氣，反覆 5 次。此式可除五臟之邪氣，能利胃腸、健脾陽。

6. 左腿平伸右腿彎曲並輕壓於左小腿上，緩緩呼吸 5 次；平伸左腿，彎曲輕壓右小腿上，緩緩呼吸 5 次。此式宣肺氣、祛風邪並醒腦明目。

7. 仰臥。將左腿小腿肚向下掩住，右膝彎曲壓在左腿之上，如前呼吸，以意念引氣從肺中出至足底，經全身注入雙目，再返回足底。如此往返 5 次。可祛風病，令人眼明。

8. 仰臥。雙小腿抬起彎曲呈雙手抱膝式，並用力壓

向胸部，同時吸氣。然後兩手放鬆，兩下肢略上抬，同時呼氣。反覆 5 次。止腰痛。

9. 雙腿、雙膝由內向前、向外、向後反覆繞圈；胯部放鬆伴輕輕繞動，邊繞邊緩呼吸 5 次。此式可消除腰痛。

10.面朝東盤膝而坐，雙手握拳屏息片刻。再將兩臂側平舉伴兩掌外推，並緩緩呼吸 5 次。然後兩掌掩耳並以十指輕揉頸脈。此式可明目、治頭風。

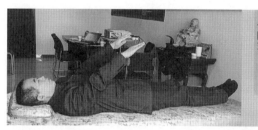

仰臥式

　　背貼地仰臥，兩臂從上往下放在身體兩側，兩腳打開自然放於地上。閉上雙眼，放鬆全身，平靜而自然地呼吸，意守自己的呼吸。是緩解神經緊張衰弱和失眠症的好方法。

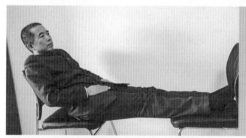

半臥式

　　背靠枕頭，呈斜坡狀，兩手相疊置於小腹上。

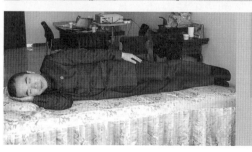

側臥式

　　右側臥。枕高應同一側肩寬，頭稍向前，上側手掌自然放於髖部，下側手掌掌心朝上，自然放於頭前，距頭 6 公分許；下側大腿略前屈，小腿自然伸直，上側大腿疊放，屈膝約120°，足部著床。

臥式圖

（二）腰椎、腹臟導引術

腰椎導引主要作用於腰椎，使腰椎第一、二、三節椎間孔所發生的交感神經興奮，調整器官的功能，從而治療有關疾病。

【預備式】與仰臥式相同，但腰部不墊毛巾捲。

【起式】上肢不動，兩腿屈起，兩膝併攏，兩腳放於臀部後不動，然後兩膝左右擺動，帶動臀部向左右擺動，從而使腰部受到刺激，興奮與之相連的交感神經纖維（速度慢些為宜）。可做 100~200 次。

腹臟導引則從不同部位解決植物神經紊亂，此式既有調解神經作用，又有鍛鍊腹肌和按摩腹臟的作用。

【預備式】與仰臥式相同，要在腰部墊毛巾捲。

【起式】全身放鬆，緩緩抬起雙肩，向前、向上拉起肋間外肌，慢慢吸氣，同時要提肛、提腎（女子收緊外陰），然後雙肩向後、向下旋轉，並緊臀收腹（主要靠收縮腹肌之力），以臀部為中心，使上肢緩緩翹起 30 公分，下肢翹起 20 公分左右，然後緩緩落平。

【注意】雙手不動，不能幫助用力。

（三）仰臥抖動導引術

【預備式】全身仰臥於硬床上，做 3 次深呼吸，使呼吸調勻，面含微笑，全身放鬆。

【起式】上肢不動，右腿屈起踩床上，左腿舉起 70°~90°，用力抖動 2~3 分鐘。然後暫下落，與右腿互換

舉起抖動。時間一般為 10 分鐘左右。如有可能，也可以
雙腿、雙臂同時舉起抖動 2~3 分鐘，臀部最好墊起 3~4
公分，可使舉起省力。

案例

　　趙女士，北京人，61 歲，體重 37 公斤。睡眠焦慮，
食慾不振，全身無力，行動不便。西醫診斷：風濕性關節
炎。在醫院中西藥物都沒有明顯的療效，未能解決她的病
症。經人推薦來我院調理，開始嘗試閉目養神，第一次練
習到 1 小時時感覺唾液增多、下肢發涼，她心中充滿了信
心。經過 5 個月的調理加上閉目養神練習之後，症狀好
轉，不用整天搗著患處。感覺氣血充盈，臟腑功能有明顯
改善，腿腳俐索了，面色也有光澤了。又繼續練習幾個月
後，她的體重增加到了 43 公斤，生活也能自理了。高興
之際她特別把閉目養神這個療法推薦給了親朋好友。現在
她和她的家人及親朋好友堅持得都很好。

參考文獻

1. 黃明達.圖解彭祖養生經.北京：九州出版社，2010：136─145.166─176.

2. 大隱.如皋長壽方案.江蘇：鳳凰出版傳媒集團江蘇文藝出版社，2008:29─34.86─91.150─153.

3. 鄧鐵濤.心主神明論的科學性【J】.新中醫，2003,35（3）：64─65.

4. 林哲民.調神於養生機理之探討【D】.北京：北京中醫藥大學，2006：27.

5. 陶弘景.養生導引秘籍.北京：中國人民大學出版社，1990:36─58.

｜第五章｜

情志養生

養神的第一要務是心境養生，即心態的調養。心態，即人的心理狀態，是人的意識、觀念、動機、情感、氣質、興趣等綜合心理素質的具體表現。

人的心態的好壞直接影響人的健康，因此，保持一顆平常心態，即「安然平靜地面對、接納一切事物的心態」，對於我們每個人都非常重要。

中醫養生學認為，心態平和，正氣存內，那麼你抵禦外邪的能力就強，保持健康的機會就大。

◐ 修身更要修心

閉目養神過程中除了要修身，更要修心。修心包括修平常心、慚愧心和智慧心。一要修平常心。前面已經過，此不贅述。二要修慚愧心。就是時時生起對不起別人、對不起自己的心。做人常常覺得對不起人、對不起自己，他一定是一個有道德的人。三要修智慧心。我們的這顆心是至大無外、至小無內，不受時空影響的，只要不求名利，讓心靈清淨無垢，那麼紅塵是非都不能難倒我，種種貪嗔痴妄不過像刀斷水、風吹光永遠不能折損光和水一樣，也永遠不能染污我們永恆的心。

（一）培養安靜的心理狀態

培養安靜的心理狀態對於閉目養神來說十分重要。只有能肯定自己、悅納自己、喜歡自己的人才能靜得下來，才不為外界環境所動，一心一意做自己的事業，表現出「名利於我如浮雲」的超然達觀態度。

安靜的本身也是一種放鬆。在人生道路上，多少恩恩怨怨，多少榮辱貴賤，如今都像過眼的煙雲一樣，這樣的心理，不正是一種輕鬆和徹底解脫的感覺嗎？這是一種對人生的大徹大悟，沒有勝利者，也沒有失敗者，有的只是一種平靜安寧的心態。

（二）合格練習者的心態

精神意志活動，是五臟精氣活動的體現，但反過來，意志在一定程度上又能控制自己的精神和臟腑的活動，正如《靈樞·本臟篇》說：「志意者，所以御精神、收魂魄、適寒溫、和喜怒者也。」「御」「收」「適」「和」都有主動的含義，所以充分發揮人的意志作用，重視精神的調養，既是養生防病、預防早衰的重要原則，也是內因為主的學術思想在攝生學說中的體現。

一個合格練習者要具備良好的心態：

首先要有好的情操

好的情操就是要具有犧牲、奉獻、忍耐、慈悲、公正、無私、誠信、淳樸等美德，如果在自己的性格裡沒有這些美德，就是此人沒有好的情操。

二要有慚愧之心

所謂慚愧，慚者怕對不起自己，愧者怕對不起他人，一個人能夠時時仰無愧於天，俯無詐於人，則此人的道德就幾近於圓滿了。

三要有容人雅量

古人云：「有容乃大。」大海容納百川眾流，所以才能成為大海；空虛容納萬象，所以才能成為空虛；做人要能包容異己，人格才能崇高。諺云：泰山不辭土壤，所以泰山才會高大；大海不拒細流，所以大海才更寬廣。人外有人，天外有天，何必不容許他人存在？不能明白這個道理，互相猜疑，只憑私怨、嫉妒，是不會有大的事業發展的。

如能做到以上三點，則進德修業、健體增智不為難也。

（三）莫因善小而不為

「真善美」三個字，核心是善，正是人類有了善，才使人成為真正的人，而區別於動物。中國傳統文化是特別講究善的，就是講多做好事，多做善事。

做善事、行善，有一點值得注意，就是古人教導我們的：「莫因小善而不為。」有人說，我也想做善事，做好事，但我要做大好事、大善事，這樣才有意義，才是真正的善事、好事。其實不然，作小善事、小好事也是善事，凡善事、好事在你的人格上引起的結果並無二致。所以，有人認為小善而不為，那是沒有道理的，小善積大

善，大善化小善，尤為重要的是小善中有大善，大善中有小善，實際的情形也是如此。

而尤為要緊的是，靜養者必須在不斷地做善事，哪怕是小善事的過程中，才能實現人格的完善，達到生命的實現。人多做小善事，隨時隨地都會想到要做好事、做善事，這也是漸修的過程，只有不斷地做好事、善事，靜養者才能達到最後的大徹大悟。

所以，每個習練者切記：莫因善小而不為。

○ 情志可治病，心病宜靜養

《黃帝內經》說：「暴怒傷陰，暴喜傷陽。厥氣上行，滿脈去形。」即情志致病往往是先傷人體的陰陽，後傷形體，所以七情致病，有別於外感六淫。

六淫傷人多傷形體，而情志致病，多先傷人神氣，再傷形體。而情志致病的機理則主要是影響人體內環境的穩定，如氣機運行障礙、臟腑功能失常，以及損傷機體陰陽、精血等。

（一）情志致病五大類

1. 陰陽失調

《黃帝內經》說情志過激可損陰傷陽，又說：「大驚卒恐，則氣血分離，陰陽破散。」中醫認為陰陽協調是維持人體生命活動的基本條件，陰陽破散可導致疾病，「陰陽離決，精氣乃絕」，所以七情致病必須高度重視。

2. 先傷神，後傷形

《彭祖攝生養性論》說：「積忱不已，則魂神傷矣；憤怒不已，則魄神散矣。喜怒過多，神不歸定；憎愛無定，神不守形。」

說明七情太過，能使人精神異常，這裡所說的魂魄都是屬於精神活動的一種形式，其中魄是一種本能的、非條件反射性的感覺和動作，包括聽、觸、視、痛覺，以及肢體某些動作；魂則是神的一種活動形式，如果離了神的支配而單獨活動，便表現為夢遊、幻覺等。所以情志太激不僅傷神，而且亦能傷形。

3. 損傷臟腑

《黃帝內經》指出「喜怒不節則傷臟」，具體地說是：「怒傷肝、喜傷心、思傷脾、憂傷肺、恐傷腎。」臨床上並非一情只傷一固定臟腑，既可一情傷幾臟，又可幾情傷一臟。比如大喜傷心。

《黃帝內經》又提出：「悲哀愁憂則心動，心動則五臟六腑皆搖。」是說一切不良情緒都能影響心臟，由於「心為五臟六腑之大主」，所以心受傷人體的整個功能都會受損。

4. 氣機紊亂

《黃帝內經》說：「余知百病生於氣也。怒則氣上，喜則氣緩，悲則氣消，恐則氣下，驚則氣亂，思則氣結。」情志致病，首先是擾亂氣機，這裡的上下，說明氣機升降失常；這裡的結，說明氣機鬱滯，運行不暢；此外，消、緩、亂，亦是氣的運行障礙。

可見，七情太過對於人體氣機的影響是很嚴重的。「百病生於氣」，即許許多多疾病的發生皆與七情刺激引起氣機失常有關。

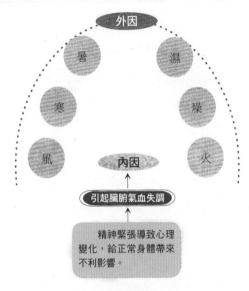

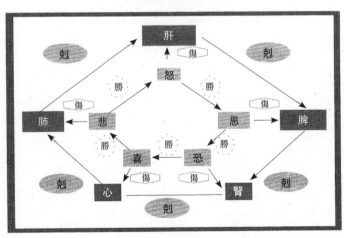

情志致病

5. 精血虧損

《黃帝內經》說，暴怒可致血隨氣逆，發生嘔血，恐懼太過，五臟所藏之陰精失去統攝，耗散不止。

《醫學入門》也指出：「暴喜動心不能主血。」意思是過喜則使氣血渙散，血行不暢，也可耗傷心血，影響食慾，造成氣血生化不足，精血虧損。

（二）心病宜靜養

閉目養神其實是一種精神統一的入靜狀態，可以起到淨化心靈的良好作用。

近代醫學家們設計了多種心身療法，如精神分析療法、自我暗示療法、漸進鬆弛療法、自律訓練法、森田療法、形象控制療法等，為我們提供了有效調控自心的技術，鍛鍊人們對生活的適應能力，以一種明智的態度積極主動地應付生活中不可迴避的矛盾。

佛教養生學是中國傳統醫學中的一個流派，講究醫患之間在心靈溝通的境界下進行氣意神合的操作。

科學養生是根據患者靜養時經脈流注的時間、狀態進行調理，其韻味更為渾厚，妙不可言。

相傳佛陀曾立下鴻志，最終找出了四大不調、寒熱等一切疾病的原因，並發明出加以治療的一門學問。大乘佛教以「醫方明」即醫藥學為修學菩薩道必須通達的「五明」（五種學問）之一，以醫藥佈施度人濟世為重要的修行。佛被稱作「大醫王」，因為佛「善知病」「善知病源」「善知病對治」「善知治病已，當來更不復發」，佛

法所講的大醫王，並非僅指「心王」而已，佛教不僅要治世人的「心病」，也要治人的「身病」，佛教認為病是因為因果業障現前，並且每種身病都與心病相互對應，透過反參、反觀自己的心病而達到最終消除自己身病的目的，這與中醫養生思想是完全相通的。

對機體與情志間的辯證關係，《黃帝內經》同樣具有一定的科學見解。《素問·六節臟象論》認為：「氣和而生，津液相成，神乃自生。」說明情志協調對機體正常運轉的重要性。而《靈樞·本臟論》所指出的「志意者，所以御精神、收魂魄、適寒溫、和喜怒者也」，則旨在表明情志對機體的調節功能。

《黃帝內經》認為情志活動乃人之正常生理功能。但若太過，可能造成內臟功能紊亂，氣血運行失常，從而導致疾病，如怒傷肝、喜傷心、悲傷肺、思傷脾、恐傷腎，因而十分注重透過調節情志以有助於消除病理變化，恢復生理功能。

中醫學中雖然沒有「醫學心理學」「心身醫學」等名詞，但是卻有極其豐富的理論，《黃帝內經》的 182 個篇章中，論及醫學心理學者占 67.7%。中醫學強調「形神合一」及「心身合一」，因而心身相關的思想始終貫穿在中醫的病因、病機、診斷、治療、養生等各個方面。歷代醫學對此也極為重視。

「心身合一」或「形神合一」是中醫心身相關思想的核心，是中醫學對心理與生理、精神與軀體間關係的最準確、最完整、最精闢的概括。

　　中醫在醫療實踐中，歷來視患者為有機整體，此整體既有其自身的心身變化，又有大自然的影響而發生的變化，故其醫學模式兩千餘年來一直為「時空—社會—心理—生物醫學」模式，西方醫學自 20 世紀 70 年代才改變為「社會—心理—生物醫學」模式。

　　西方醫學模式改變以後，在醫學心理學方面做了大量的工作，在治療和測驗方面都發展迅速。醫學心理學已成為醫學中的一個專科（不等同於精神病學）。相比之下，中醫學這方面的優勢較為明顯。

　　近年來因心理因素所致的健康問題，如抑鬱、失眠、疲勞、氣血瘀滯與心理障礙等日益增多，心身疾病如腦血管疾病、糖尿病、胃潰瘍、哮喘、一些皮膚疾患與癌症等的發生，也是形勢逼人，如果只治身而不治心，不注意情志養生，則屬於揚湯止沸。

（三）告別胃下垂與高血壓

　　脾主運化包括兩方面內容：

　　一是把胃所消化的食物中的精微部分吸收、輸送到心肺，由心肺而營養全身；

　　二是運化水濕，調節水液代謝，把飲入於胃的水液中的精微上輸到肺而再輸全身。

　　上述這兩種運化的特點都是上升的，所以脾主升清氣。若脾氣不能升舉而下陷，即可導致洩瀉或內臟下垂諸症。中醫認為胃下垂主要機理是「中氣下陷」，從而易致肝氣橫逆，日久則腎氣虧損，閉目養神可使三焦氣機通

暢，促使脾胃水穀運化機能的健旺，同時也可使心神平和、肝氣條達。

由於中焦氣機通暢，脾胃功能增強，精微物質得以下儲於腎，因而腎陰、腎陽得到充實，腎陽又可鼓舞脾陽，中氣由此壯大，機體逐漸增強。

閉目養神過程中能解除情緒對胃的擾動，在練習中大腦也可獲得保護性抑制，從而促使機體各系統之間功能調整和恢復，因此，在閉目養神過程中可增強胃腸道的蠕動，從而改善消化吸收功能，有利於胃體張力的產生和恢復原位。

胃下垂通常是由於不愛運動造成的。很多人吃飽飯後就馬上坐下來，最易形成胃下垂，很多司機和辦公室工作人員通常都易患不同程度的胃下垂。特別建議司機同志，吃飽飯後最好不要馬上開車，能夠在座位上閉目靜坐40分鐘就可以很好地防止胃下垂；辦公室工作人員飯後也不要馬上睡覺和工作，如果能夠閉目靜坐40分鐘，不但可以預防胃下垂，還可以治療頸椎增生等。

高血壓屬中醫學「眩暈」「頭痛」「肝風」等範疇。從歷代文獻記載可見，該病病因、病機複雜，但病之根本為氣血、陰陽失調，病位在肝、腎、心、腦，其中以肝、腎為主，病機為本虛標實，早期以肝腎陰虛為本，風（肝風）、火（肝火）、痰（痰濕）為標，繼而陰損及陽，終致陰陽兩虛，臟氣衰微。

高血壓則是一種全身動脈壓增高為特徵並伴有心血管、腦、腎等器官功能或器質性異常的全身性疾病。

閉目養神可調節和改善心臟功能及血管微循環狀態，提高機體對負荷的適應能力，這利於冠心病減輕症狀，緩解心前區疼痛，增強體質，對心衰、心臟神經官能症等有改善作用。

高血壓的發生主要由於風、火、痰及虛損、七情等因素引起陰陽、氣血平衡失調，表現為上實下虛、肝陽偏盛。上實為肝火上擾，氣血逆沖於上；下虛為腎水不足，水不涵木致使肝陽偏盛。閉目入靜治療高血壓，使病人身體放鬆有利於消除緊張狀態，緩解人體對外界的不良刺激的反應，促使氣血運行舒暢和人體內部機能的調整，改善大腦皮層功能，發揮其調整身心活動的主導作用，恢復機體的陰陽動態平衡，改善上實下虛徵象，使病人較高的血壓得以調整，趨於正常。

因先天腎本不足造成的虛壓上升而導致的頭暈、心慌等現象，實際不是真正的血壓高。

對於有這種現象的人最好的治療方法就是閉目養神（每天至少應該在 1 個小時以上）。

當然這種病人往往會碰到衝擊病灶的現象，即在原來不靜坐的時候，血壓升得較低，也不太高，靜坐以後血壓反而升得較高，甚至高得可怕。這種情況實際上是我們在閉目養神治療機理中談到的改善過程，或者說是衝刺過程。因為在靜坐過程中血液循環加速，容易造成虛壓升高，甚至升高得很厲害，有些人會感覺承受不住，這個時候就需要正確對待，在口服降壓藥的同時，堅持練習閉目養神，最終從根本上改善高血壓。

案例 1

　　包頭的趙某堅持練習閉目養神 2 年多，血壓由原來高壓 160 毫米汞柱，現已經降至 140 毫米汞柱；原來頸椎經常難受，現已好轉；原來 10 個手指頭 6 個麻木，現已經好轉，基本上不麻了；小腿原來又涼又沉重，現也好轉，一直沒再犯過。

案例 2

　　石某是包頭市青山區人，20 歲時得了胃病，幾乎每天胃都不舒服，經常發脹、反酸水，吃得過於豐盛就會嘔吐，每天不能斷藥，人也特別瘦，沒精神，不能正常工作。去醫院檢查沒查出什麼問題。長期下來，石某心情很不好，總愛發脾氣。

　　1996 年經朋友介紹認識楊老師後開始練習閉目養神。第一次練習完一個半小時後，感覺胃舒服多了，從此以後每天上午 3 小時，下午 3 小時，經過 1 個月左右的時間，胃再也沒出現過痛感，而且人也精神了，脾氣也好了。在他的帶動下，全家人都和他一起練習閉目養神，現在全家人的身體都很好，家庭也很和睦。

◎ 身心療法與科學七大法則

　　中醫認為情緒波動容易生病，精神愉快才能身心健康。要想有一個健康的身體，就要給自己建立一個「君子

坦蕩蕩」的輕鬆愉快的心理環境。

現代醫學模式認為，任何疾病的發生都與社會、心理和生理三個方面的因素有關，任何心理活動的產生，都有其生理基礎，心理上的每一變化，都能引起心率、血壓、呼吸、代謝和體溫等方面的複雜生理變化。

例如，憤怒時呼吸急促、心跳加快、血管收縮、血壓升高；悲傷時腸胃蠕動下降、消化液分泌減少、食慾銳減。這是因為支配我們心理活動的神經系統，同時也是我們體內各個器官的支配者。所以，在我們皺眉、瞪眼、切齒之時，身體內部也在「翻江倒海」。

由於心理的變化必然帶來生理上的變化。如果情緒的變化是短暫的，生理變化的影響僅僅是功能上的。但是，如果我們經常處於消極或緊張的不良心理狀態之中（焦慮、抑鬱、恐懼等），就可能使體內器官和組織出現器質性的病變，導致心身疾病的產生。

要調動人體自身的抗病積極性，由神經、內分泌和免疫三大系統功能的自我調適，在重視切斷形成心身疾病的惡性病理循環，重新建立起恢復健康的生理循環的同時，還要注意心理治療來改變患者的心理狀態和行為方式。

（一）科學七大法則

19 世紀最偉大的科學家愛因斯坦建立的量子物理學，事實上揭示了宇宙的祕密。科學必然遵循宇宙的規律，所以科學也符合量子物理學的規律。七大超級法則都

是量子物理學基本法則「任何事物都是能量」的衍生法則，包括：能量不斷轉換法則、振動和吸引法則、相對法則、對立法則、節奏法則、因果法則、性別法則等。

以振動和吸引法則為例，它告訴我們宇宙中的任何事物，從思想到山峰，從最小的電子到整個宇宙，都處於不斷振動的狀態。振動的水平各不相同，區別方式用頻率表示。思想是最強烈的能量形式之一，其振動頻率非常高。正如 X 射線和伽馬射線能夠穿透「固體」一樣，思想波不僅能夠穿透「固體」，還能夠穿透時間和空間。

這也就是說，你的思想實際上也是物質。每一個想法都會產生一種振動，一種能量脈衝，能夠進入宇宙，並且永恆存在。當你有了任何想法時，這個想法如同你手中拿著的筆一樣真實存在。

例如，當你遇到憤怒的人的時候，你就會感覺到一股憤怒的能量波。吸引法則是振動法則的衍生法則。吸引法則指出，振動頻率相似的事物互相吸引，振動頻率相反的事物相互排斥。兩滴水會互相吸引成為一滴水，一滴水和一滴油則互相排斥，因為它們的頻率不同。吸引法則是振動法則，這就是為什麼我們會吸引那些我們關注著、思考著並給其能量的事物的原因所在。總之，振動法則和吸引法則告訴我們：有所思，必有所獲。

根據吸引法則，你不是你認為的那個人，你是誰由你所想的決定。再比如當你擁有積極的想法時，你會將積極的人和事物吸引到你的身邊，當你擁有消極的想法時，你就會將消極的人和事物吸引到你的身邊。

物以類聚，你的每一個想法都會吸引一些與此類似的事物，可能是你夢想的東西，也可能是你擔心的東西。如果你心懷夢想，你就會吸引夢想；如果你心存擔憂，你就會引來你擔心的事物。選擇權完全在你手中，你會很自然地朝著你關注的方向前進，同時遠離那些與你現在的想法不同的事物。如果你把自己 90%以上的時間放在關注你不想要的東西上，恰恰你就會接近你不想要的東西。如果你想的是你想要的東西，你就會接近你想要的東西。同樣，你可以用積極的思考來排斥消極的思考。這是吸引法則在起作用。

上述法則將被我們反覆應用到中醫情志養生的身心療法中，並結合佛教禪修中的反參、反觀等方法，結合現代心理學的身心療法，共同來消除我們身心的痛苦和煩惱。

（二）無心勝有心的平衡法

中醫科學養生的現代心理療法更多借鑑了情志養生、佛教禪修實證和心理學的方法，也與現代心理療法有異曲同工之妙。近年來，歐美的心理學家們也關心、重視起東方宗教的祈禱、參禪等活動的醫療價值，把佛教的慈悲、智慧及「無心」的鍛鍊引入身心療法。

心理學家們發現，應用科學方法測量坐禪時、心態十分平靜時的腦電波圖、腦血流圖及其他內臟功能的變化，與入靜狀態極為相似。

佛學養生不但包括中醫和西醫養生學，也更重視

「身心雙修」。心理的調節與平衡，對於人的健康與長壽至關重要。天災人禍、人情冷暖乃至平時的感官不適、言語衝突、舉止違順等，都可能使人產生喜、怒、憂、思、悲、恐、驚等情緒，導致心理失衡，久而久之，就會對人的身心造成實質性病變或損害。

當代社會轉型，人們生活節奏加快，物慾橫流，行為失範、道德淪喪的現象遽增，使相當多的人包括許多青少年患上種種的心理疾病，因此懂得和善與調御自心，是人們安身立命、延年益壽的關鍵。

佛教的觀心、參心法對當今的心身醫學有很大的啟示作用。中醫情志養生就是將多種心身療法融入其中而成為以「習藥一體」的保健強身之法的。

案例

29 歲的李某，透過朋友找到我，希望進行心理諮詢。她因為亢奮不睡覺，被家人強行送入精神病院治療了 1 個多月，也因此對哥哥非常反感，甚至有脫離關係的想法。由診脈發現，她的腎虛寒和肝氣不舒非常嚴重，臉色蒼白，脾胃不和。

經過簡單交流後，靜坐了 1 個多小時。期間氣場衝擊病灶的反應比較明顯，閉目靜坐中她痛哭流涕，把小時候受到的驚嚇，對父母、哥哥和弟弟的不滿統統發洩出來，實際上她高中時的抑鬱病發作及這次亢奮狀態，都源於兒時受的驚嚇，驚恐傷腎，加之肝氣鬱結，久而成病。這種治療除了透過靜養培養元氣外，還應結合中藥的舒肝

丸，另外就需要從心理上進行調節。

　　首先勸說她不應該誤解家人，要相信家人是為了自己好，必須要和解；另外她需要理解社會，要培養有良好的適應能力，凡事要往好處想，往寬處想；每天要開開心心、高高興興。

　　這種驚恐和生氣對人體的傷害，還需要結合心理調整才能慢慢最終恢復。後來一年的時間內，她聽從了我的建議，回到老家跟父母一起生活，身體也有了明顯恢復。

◐ 樂觀開朗是健康法寶

　　現代研究表明，精神情志、生活起居對健康長壽的影響巨大。

　　甘肅一位 57 歲的女士找到我治療抑鬱症，透過號脈明顯感到她的肝膽受到了傷害，心腦血管供血不好，腎本不足，脾胃不和。她自己說剛剛切除了膽囊 7 個多月（因為膽結石的緣故），切除之後又吃了大量的中西藥，結果搞得胃氣脹滿，食慾不佳，而且心臟供血不足，神經衰弱，長期失眠。

　　實際她的根本問題在肝脾不和，造成膽結石、血脂偏高，氣血逆沖頭頂造成神經衰弱。這屬於情志所傷，應該從心理上去調理。

　　目前切除膽囊後，肝氣就更無從疏洩了，搞得肝脾更不調，肝氣犯胃，肝火也更大了。所謂心病還需心藥醫，情志方面的疾病要靠恬靜無嗔、樂觀開朗來調理。

「以恬愉為務」是《黃帝內經》裡提出的精神養生的一條重要原則，恬指安靜無嗔，愉即愉快、樂觀、開朗，是說人們一定要以精神樂觀為任務。事實證明，精神樂觀是健身的要素、長壽的法寶。

《黃帝內經》說：「內無思想之患，以恬愉為務，以自得為功，形體不敝，精神不散，亦可以百歲。」這裡再清楚不過地說明了「以恬愉為務」的結果是「形體不敝，精神不散，亦可以百歲」。我國廣西巴馬瑤族自治縣是著名的長壽之縣，那裡的長壽老人有一個共同的特點，就是樂觀開朗。古往今來的老壽星，無不是笑口常開的樂觀者。

（一）無嗔就是平靜達觀的態度

中醫在情志養生、治療康復的過程中提倡無嗔。嗔即發怒之意。發怒是人很常見的一種情緒反應，這種情緒比其他的心理活動來得強烈、迅猛。

人在發怒之時，會出現一系列生理反應：心跳加快，血壓升高，面色蒼白，呼吸急促，雙拳緊握，毛髮豎立，失去自我控制，採取攻擊行為來對付所發生的事情。所以經常發怒，會造成人的心理不平衡，損害健康，傷害人與人之間的正常感情和交往，所以，發怒有害而無益。

「多怒則百脈不定，而多惡則憔悴無歡。」「多惡」是什麼意思？就是什麼東西都討厭，如果這樣，人會慢慢地沒有了生活快樂的感覺。

比如有一個抽「二手菸」患癌症的事情。一個辦公

室裡邊，只有一個女的不抽菸，其餘十二個人都抽菸。這個女的現在得了癌症，就告這十二個人，因為她吸了他們的二手菸才得的癌。

她首先接受了一種觀念，認為抽二手菸就會得癌，每當她身邊的人抽菸的時候，她就開始不愉快、很痛苦，覺得人生特別難受，可她又不敢說什麼，總是壓抑著自己。而旁邊那十二個人整天在那裡高高興興地抽菸，說著自己開心的事，只有她憋在心裡，於是就她得了癌。在某種意義上看，她得癌與她的情志有很大的關係。

她要擺脫掉這些不好的想法，不要總壓制自己。如果真的討厭同事抽菸，可以大聲說出來，改變環境，或者去尋找新的工作，反正就是把這個情形改變掉，而不能靠著壓抑自己的方式讓自己生病。

中醫情志養生提倡無嗔，提倡遇事冷靜、清醒。說起來容易，做起來卻是相當的難。當你面臨生活中的挫折，當你受到委屈，當你為別人做了好事反受到誤解，被別人誹謗、攻擊之時，你能完全保持自己的心境平靜而沒有一點發怒，恐怕很難。

很難也要提倡無嗔。要學會用寬容鬆弛的態度來待人、待己。總是拘泥於小事細節的人，當然也就容易為一些小事、細節發怒，這也委屈，那也煩惱，一天到晚怒氣衝天，生活在不能解脫的惡劣心理氣氛中，這樣就難以專心閉目養神，也健不好身。

當然我們提倡的無嗔，追求的不是消極「制怒」，而是培養一種平心靜氣、寬容、達觀、諒解、隨遇而安的

態度，有了這種態度，怒氣也就無從產生了。

（二）樂觀者長壽

《中外衛生要旨》中說：「常觀天下之人，氣之溫和者壽，質子慈良者壽，量之寬宏者壽，言之簡默者壽。蓋四者皆仁之端也。」由此可見，心情愉快，精神舒暢，則氣機順暢，氣血平和，可以增強正氣抗邪能力，預防疾病的發生。

《黃帝內經》認為，「喜則氣和志達，榮衛通利」，說明精神樂觀可使人體營衛之氣運行正常，氣血和暢，生機旺盛，從而身心健康。

《黃帝內經》又認為樂觀與心神的關係較為密切：「膻中者，臣使之官，喜樂出焉。」其意為樂為心主，出自膻中，心神舒暢，樂意外達。中醫養生學還認為，喜樂與宗氣的功能密切相關。

《延命金丹》裡云：「凡欲身之無病，必須先正其心，使其心不妄求，心不狂思，不貪嗜欲，不著迷惑，則心君泰然。」說明只有心神正，宗氣行，喜樂才能表現於外，心君則能不著迷惑。

清代有首《祛病歌》非常耐人尋味，歌云：「人或生來血氣弱，不會快樂疾病作，病一作，心要樂，心一樂，病都祛。心病還須心藥醫，心不快樂空服藥，且來唱我快活歌，便是長生不老藥。」這種祛病法是以快樂為基礎的，是從實踐中總結出來的。

精神樂觀還能治病養病。大思想家孔子在《論語》

中說：「知之者不如好之者，好之者不如樂之者。」「發憤忘食，樂以忘憂，不知老之將至，云爾。」

（二）笑口常開，延年益壽

中醫理論認為，「心主神志」，五臟六腑只有在心的有效指揮下，才能進行統一協調的生理活動。而「心主喜」，心的生理功能與精神情志中的「喜」「快樂」等積極情緒有關。只有讓高興和快樂經常存在於身邊，心繫統才會功能正常，人體才會氣機舒暢、血脈調和、思維活躍、臟腑活動正常，這時長壽當然沒有問題。

據現代科學分析，笑是一種有益於人體的活動，笑一笑可以使人體內的膈、胸、腹、心、肺，甚至肝臟得到短暫的體育鍛鍊，而且笑能使人全身肌肉放鬆，有利肺部擴張，促進血液循環，消除大腦皮層和中樞神經的疲勞。難怪美國斯坦福大學的威廉・弗賴依博士說：「笑是一種原地踏步的運動，能使人延年益壽。」

開懷大笑是長壽之鄉老人們的延年之藥，快樂的心情不是花錢就能買到的，這種天天伴隨著我們的長壽良藥，被長壽老人們稱為最有營養的維生素。

只生歡喜不生愁的人，在古代就被稱為神仙。喜是人生的一種大境界，能夠保持一顆歡喜心，對身體的滋養是比吃什麼靈丹妙藥都管用的。

案例

郗女士，唐山人，法官。西醫診斷：神經衰弱、失

眠、焦慮、厭食。多年未吃油膩東西，常有輕生念頭，經各大醫院中西藥物治療都沒有明顯的療效。經朋友介紹來生遠堂調養，首次調理時發現經絡不通。剛開始調理半小時她便放聲大哭，淚如雨下還伴鼻涕。

經過了三天的經絡疏通調理加之打坐靜養——閉目養神，她清晨起來覺得睡眠極好，脾胃大開，早飯過後頓時精神飽滿，氣血旺盛。當她堅持到三個月之後，精神面貌大有改善，焦慮、多夢不知不覺地消失了。

半年的時間整個換了一個人，面色紅潤並有光澤，自己也覺得年輕了很多。她和家人都非常興奮，特別感激生遠堂給她帶來了新生。

◯ 德高功自高

加強涵養道德修養，改造人生觀，改善性情，做一個真正的人，是閉目靜養的關鍵。閉目養神實際也是改造人的思想性情的過程，有些人不注意這些，過去的、現在的不愉快事情糾結在心，性情、脾氣不好時又不加以控制，這樣在習練過程中怎麼能入靜呢？

所以靜養與加強涵養道德修養要同步進行，所謂「德長功自進，心正氣自正」，這樣自然會使神形協調，順利地培育出真氣、元氣、正氣。如果離開道德修養，單純在方術上追求，那樣如同無源之水、無根之木，是無前途可言的。

道德修養的一般要求，要思想上淡泊名利，清心寡

慾；生活上樸素儉約，溫飽而足；在社會上奉公守法，尊老愛幼，光明磊落處世，堂堂正正為人；在人際關係上謙虛恭讓，接物溫和，嚴於律己，寬以待人，並做到家庭和睦，鄰里團結，這些都是習練者必備的品德。

（一）靜養的要領——涵養道德

隨著科學技術的飛速發展，要求人的機體付出接近生理極限的適應能力，因此只有好的身體是不夠的，還要具備一定的心理素質，即不僅要身體健康，而且要心理健康、情緒健康。一個人不生病、食慾好、消化好、神經系統好，即可基本反映他的身體健康。

心理健康的標準大體應該是：熱愛生活，熱愛他人，熱愛大自然，注意思想修養，有樂於助人的熱心，有自我控制的能力，能正確對待外界的影響，處於內心平衡的滿足狀態等。

情緒健康應表現為：有責任感，自己的行動要對別人負責，懂得人與人之間的正確關係，相信自己，也尊敬別人，能擺脫偏見，不斷地從生活環境中得到美的享受，能經常從別人身上學習良好的東西，禮貌待人，尊敬有特長的人，情緒穩定。

透過閉目靜養的鍛鍊，身體健康這個標準容易達到，而達到心理健康、情緒健康，就比較難了，但只要在習練過程中，加強道德修養，改造人生觀，是能夠達到這個標準的。

道德修養要立足於整個人類，體現天人相應，把小

我同整個自然界、天地聯繫起來，培養博愛精神，把自己解脫出來，做到「無我要有他人，忘我要為他人」。和諧社會建設提倡「我為人人，人人為我」，如我不為人人，怎麼會有人人為我？所以為他人服務、為全國人民服務和為全人類服務是社會存在和發展的需要和基礎。

養德是靜養修持的根本原則，靜養的成敗從基本上講就是看道德修養得如何，所以修德既是原則，也是閉目靜養的高技術。品行、道德、功德、公正、平等、慈悲、友愛、真實、修持、光明……這些是靜養修持準則中的準則，技術中的技術。只有修得一分德，才能修得一分功。

所以靜養就應該「積德累功，莫問前程」，首先是重德，所謂「德行好功力自長」，就是這個道理。常言道，「習在一時練，德於一世修」。這就要求習練者在日常生活中，不論是平淡或喧囂，得意或失敗，都要保持住心中的安詳感。這種安詳就是來自於品德的修養磨鍊，「凡是怕別人知道的事情斷然不做，凡是不可做的事斷然不想」，久而久之，安詳和光明便會常駐你心中。改善性情，提高功德是沒有時間限制的，這需要時時地把握自己、控制自己、磨鍊自己。

很多人在閉目養神過程中很快能達到自控，進入狀態，但如果不注重平時道德修養，或沒有自覺性，遇事就發火、爭吵，亦是不會練出真功夫的。

我們生活在社會中，每天都會遇到或好、或壞，或順利、或困難的各種情況，如果不注意涵養道德，就會經常引起情緒變化。從中醫和靜養的理論來講，喜，怒、

憂、思，悲、恐、驚這七情中任何一情都會破壞氣血平衡，引起氣機紊亂，造成損害。

而根據中醫理論，風、寒、暑、濕、燥、火這些外因，之所以能使人致病，是因為人體正氣不足而乘虛而入的。努力節情克慾，達到高度的精神控制能力，這比靜養的習練更難。

所以，涵養道德與良好的功效是一個一脈相承而又互相促進的良性循環，功德的提高毫無疑問會提高一個人意識的自控能力，達到性情、情緒的穩定，而這又是練好功的先決條件。

（二）高層靜養的要領──德高功高與尊老愛幼

無論哪門哪派的中醫宗師都把功德作為教誨弟子的首要內容，強調「德多高功多高」。德與功（技術）之間，絕非是簡單的因果關係，而是帶有很深哲理性的唯物辯證法思想。

試想一下既然閉目養神功夫的高深主要取決於高度的靜態，也即頭腦中識神的控制程度及元神的調動能力，不在於動作的繁簡而在於入靜的層次，那麼一個滿腦子私心雜念、七情六慾，整日被功名利祿思想所困擾的凡夫俗子，又怎麼能保持靜養的高度靜態而逐步達到高的層次呢？

德高功高。首先要理解什麼是德？漢字字中有字，奧秘無窮，倘若你從「德」字中發現「一心」二字，你將作如何感想？不錯，一心才有德！與誰一心？答案很簡

單：你是黨員，理應與黨中央一心；你是公民，理應與共
和國一心；你是職工，理應與企業一心；你是丈夫，理應
與妻子一心；你是弟子，理應與老師一心。

　　一心就是要多做對人民有利的好事，不作壞事，不
但要見於行動，而且要發自內心，要利己也利人，有社會
責任感，不見利忘義。在做人的標準和人生追求上，就是
要有正義感，有良心，為人正直，有明確的是非觀念，能
夠真心真意地幫助別人。特別是閉目養神強調的入靜並非
練功那一時的入靜，「靜者，非練的靜而能常時靜也」，
只有一天 24 小時均能保持靜態，行走坐臥不離這個，不
練而練，不為而為，不功而功，不空而空，才能使自己的
功效更快地上長。

　　與萬物保持一種永久的愛心，慈悲為懷，以德報怨，
對萬事保持一種寬容的態度，遇事不怒，襟懷坦蕩，公正
無私，光明磊落，與世無爭，見人發財眼不紅，別人陞官
不生氣，把一切金錢名利置之度外，保持樂觀的情緒和寬
廣的胸懷，包括對事業、對工作、對同事、對親友始終保
持一種旺盛飽滿的熱情和助人為樂、與人為善的精神，達
到精神上的真正解脫，你才能由這種「安居樂業」「知足
常樂」「苦於人先，樂於人後」的思想境界中得以自慰，
由「心安理得」而到「心平氣和」，從而達到經常性的高
度靜態，並由此不斷上升自己靜養和健康的功夫層次。

　　那麼，不講功德能不能練出功能呢？能，但不能練
出真氣、靈氣，只能練出雜氣。由於思想上存在不道德意
識，天長日久給大腦惡性刺激，最後自己害自己。只有改

正錯誤，從修德入手，堅持積功累德才能自救。

而尊老愛幼、孝敬父母與靜養的長功有什麼內在關係呢？人類先輩辛勤勞動的成果，是後人繼續生存的基礎，珍惜前人遺留的財富是世界各民族必須遵守的功德。這種習俗代代相傳，早已深入人心。因此，尊老愛幼暗合人們深層心理需要，必獲公眾贊同，這種贊同及暗合是幫助練習者的一種動力，反之，若違背這種深層心理需要，極不利於放鬆入靜，不利於學習者進入較好的狀態。

從遺傳訊息角度看，每個人的生老病死、血型、氣質，以及遺傳訊息密碼，都是與各自的父母、輩輩先祖的訊息息息相關的。人出生後，身體雖獨立於父母，但在信息方面仍有千緣無行的協同共振傳導聯繫。若無視尊老即是無視於這種無形傳導聯繫，既是在截斷身上祖傳萬代種系發展的某些訊息密碼，從而在不知不覺中減弱了自己的生命之根，亦使練習成為無源之水的形式而已。

因此，尊老愛幼、孝敬父母實際上是在尊重、愛護、發揮上輩人給你的遺傳信息密碼，是在加固你的生命之根，是在為你有形練功打好牢固的基礎，它在本質上是一種不可缺少的無形的重要練功方式。

另一方面，物質、能量、訊息都是不滅的。尊老愛幼、孝敬父母的實踐，能使練習者得到祖傳萬代遺留訊息的共振。這樣，可使後天努力與先天素質有機結合，開發出潛在的功能，顯示出得高功、長奇功的效果。反之，練功中易受到宇宙間低層次訊息的干擾，難入靜，不長功，甚至還有退功現象。

　　從宏觀角度看，尊老愛幼、孝敬父母乃是宇宙間新陳代謝，週而復始的基本規律的體現。父如天，母如地，不孝敬父母怎樣孝敬天地，按天地之規律行事呢？無視宇宙基本規律又如何達到「天人合一」的境界呢？宇宙規律無行無相，但尊者興、逆者亡不可抗拒。

　　能尊老愛幼者，就是在暗合天之大道，按大道行事就可能獲取高層次訊息，從而出現高層次功能。不按大道行事，只能有受宇宙規律懲罰的危險，不但難出功能，而且有損於生命。

　　尊老愛幼、孝敬父母看起來是個簡單的社會問題，實際上包含著很大、很遠的天地、宇宙之奧秘。它看似淺顯，但實為學功之關鍵，出高功能之要徑。

　　尊老愛幼不要僅侷限於眼皮下一點，不要僅只對自己的親生父母好，要知老人上面有老人，要誠心向功德高尚的前輩虛心學習，因為那裡有廣闊無限的有形與無形、物質與精神、能量與信息的寶藏，有內含真理的東西等待我們開發利用、發揚光大，從而有利於徹悟人生哲理，挖掘潛在功能，為社會主義服務，使國家富強，民族振興，世界美好，宇宙和諧。

　　閉目養神的實質是一個如何做人的問題，它能起到祛病延年、培養道德、開發智慧的作用，這與我們國家和諧社會建設的方針是極其吻合的。

　　靜養必須以德為本，把修德視為首要的任務，這是因為靜養所要求的「放鬆、入靜、隨其自然」，沒有高度的道德修養是難以做到的，只有品德高尚、心靈美的人，

才能回憶往事而無愧，才能達到心平氣和的精神境界。

試想，一個爭名奪利、損人利己的人，其內心總是七上八下、忐忑不安，豈能做到坦蕩自在、心曠神怡！又怎麼能鬆靜到「忘我」的境界呢？

所以習練者只有具備「先天下之憂而憂，後天下之樂而樂」「毫不利己，專門利人」、全心全意為人民服務等中華民族的崇高品德，才能做到恬然入靜。具備了這種胸懷開闊、氣質高尚的浩然之氣，才能收到祛病強身、挖掘人體潛能、開發智慧、益壽延年的功效。

普及推廣閉目養神實質上是引導人們如何做一個真正的人的問題。首先要做一個體魄健康的人，其次要做一個聰明智慧、心理健康的人，最後要做一個道德高尚、情緒健康的人，做一個有利於自己、有益於人民的人。

○ 悟性可培養

通常人們學靜養都提倡「三信」：即相信老師、相信方法、相信自己，但我們認為在學習靜養的過程中悟性才是最重要的。悟是理解，是唯物觀，要能夠明白自己得病不是一天得的，好病也不可能一天就好，要靠大家持之以恆堅持，這樣悟到了然後才能有緣，然後才能去堅持，通過堅持而嘗到「梨子」的滋味，才能相信，這才符合今天的社會現實。

因此我們認為「悟、緣、恆、信」的排列順序才更符合邏輯和哲學觀。任何健康養生的方法不能只靠乾吹，

要讓大家自己去體驗，有了效果自然會堅信，信了以後更能提高悟性，這個信我們強調的是唯物的堅信、現實的堅信，也是發自內心的和諧的堅信。如果上來就讓大家相信是不現實的，因為沒有事實，沒有個人的受益，沒有效果，那你怎麼會去信呢？所以我們認為不應該叫大家先信，而是透過悟、緣、恆的習練，獲得好的效果後，從病痛中解脫出來，最後達到信。

悟：

是一種複雜的思維方式，是人腦智能更深層次的體現，它是由神的活動完成的。

神是悟的主體。悟者覺悟也，是對某事物的觀察感覺中，忽然發生了平時未被發現的新道理、新概念、新規律，這種發現往往在超常規生理態中突然出現；悟是感覺，體驗直至發現帶真理性的事物。閉目養神的習練必須提高悟性，而悟性的提高卻並非容易的事情。

緣：

用現代話講就是「種種條件和原因」。「無緣咫尺不相識」，只因缺少條件。人海茫茫，人世滄桑，兩個人能碰到一起做個朋友，多麼不容易，能夠碰到自己想學的知識、碰到明師（明白的師父）更是非常不容易的事情，要加倍珍惜。

恆：

就是要有恆心。要持之以恆，天天堅持，不能三天打魚兩天曬網，高興了練一會，沒興趣了好幾天也不練，這樣就不會有收穫。

信：

即要相信老師、相信科學的方法、相信自己。「信為功德母」「信就是功理」，只有堅信，才能接受良性信號，產生效果。「不信」把信號拒之門外，就不會產生效果。言從心生，人以信立，每個人應時時審查自己，是否心口如一、言而有信，切勿信口開河、輕諾寡言。

我們倡導第一位的是悟性，也就是我們要用理智去思考，能夠辨別是非善惡、辨別真假，這就為悟。我們提倡的靜養生的道理是從三大科學中研究、總結出來的，追求的是自我的強身健體。透過刻苦練功，可以增長智慧，開發出潛能，實現自己的夢想，更好地為他人服務，使他人從病痛中解脫出來。能夠有幸聚在一起互相交流、學習、切磋，這就是緣，但是首先需要習練者用理智去思考、判斷，去悟。

恆：

為什麼還要持之以恆呢？既然你能夠悟到，有緣分，但還是需要持之以恆按照要求去做，這樣才能達到強身健體的效果，才能達到「信」，這是很符合客觀、符合情理的。好的身體從哪裡來呢？應該是從刻苦練習中來，從自己的持之以恆中來，否則就只能是曇花一現。佛家講可望而不可得，閉目養生也是如此。

什麼叫功？日積月累才是功，是根本。如果你不去刻苦練習，單等老師來治療、幫助和指點，那只是曇花一現，不會長久。老師是在有了困難的時候給予指點，給予幫助，使你完成治療。

其實大家可以回顧一下你的病史，冰凍三尺非一日之寒，我們得病是因為我們身體裡有容易得病的遺傳基因，青年時代、中年時代經歷了滄桑歲月和坎坷，也不免受到一些虛、熱、寒、實、氣，而造成臟腑的不平衡，潛伏下來的病，不可能一抓就好、一治就靈，這是違背自然科學和醫學科學的，因此我們說不管是哪個大師也好，哪個老師也好，都不可能一下就把你的病治好。身體健康的獲得必須是建立在醫學科學的基礎上，通過持之以恆地練習，最終完成人體科學的實踐。

（一）頓悟與漸修

所謂頓悟，乃指由凡入聖，明心見性，豁然貫通的境界；所謂漸修，是指積功累德、循序漸進的過程。實際上漸修與頓悟就是量變與質變的關係。漸修是量的積累過程。是從一點一滴做起，完成能量的積聚；頓悟是質變的過程，是能級的躍遷。漸修是頓悟的必要準備，頓悟是漸修的必然結果。

沒有能量的積聚，絕無能級的飛越。因漸修而頓悟者，名為實證實悟，境界高而恆定；因外緣和合，天機能動而頓悟者，名為解悟，層次較低而不恆定，不但要修練，而且要堅持，以免悟境失卻。

所以不在漸修上下工夫，而一味地急於求成，結果會欲速則不達，適得其反。只有在靜養過程中發揚吃苦精神，功夫和功效才能上升。吃苦包括勤儉、自立、奮鬥，就是說要從勤儉入手，在老師指導下，依靠自己，充滿信

心，樹立遠大志向，把發展健康養生事業作為自己的事業，並為之奮鬥，才能獲得大自在、大智慧，才能為人類作大好事。這裡自然包含了量的積累達到一定程度，才能引起質變的道理。

古今許多賢達之人都在探求得道的捷徑，而真正的捷徑只有一條，就是：積累功德，莫問前程。

（二）提高悟性

為悟而悟終非悟，不悟自悟方為悟。能夠用語言說明白的領悟，不論理論上多麼高深，也絕不會是真正的領悟；能夠用形式表演出來的功夫，不論表演上多麼神奇，也絕不會是真正的高功。所以，靜養的悟僅從理論上去悟是遠遠不夠的，真正高深的東西必須用心去悟。靜養修持中的許多東西，都是心意上的東西，而心意上的東西也就必須用心去領悟。

俗話講：「真傳一句話，假傳萬卷書。」老師的一句話，往往包括許多深奧的道理，一個手勢，一個眼神，只有和老師經常保持一種不語自明的心悟狀態，才能及時領悟老師教誨的真諦，並由舉一反三地琢磨和領悟，不斷提高自己靜養修持的層次。師徒尚需心相通，萬事不悟心自明。只有用心去悟，才能和萬物心相通、意牽連、氣相融、功相助，採補萬物之能量，溝通萬物之訊息，獲得萬物之輔助。天地人合一，精氣神一體，心動宇宙萬物均相通，意到宇宙萬物皆會悟。

靜養悟性的提高，從文字上、理論上、道理上去弄

明白一些問題固然必不可少，而更高、更深、更重要的是心悟。只有心中的大徹大悟才能達到真正的解脫入定，也只有心中的豁然開朗才能達到行動上的順其自然。

◯ 拋開緊張和多慮

生活中的精神刺激可以成為病因，已為現代醫學所證實。除精神分裂症外，不少疾病，如潰瘍病、原發性高血壓、亞健康等均與情緒波動有關，中醫對精神刺激的致病作用早有認識。其他中醫著述中亦有不少關於社會、職業、風俗習慣、個人精神狀況導致疾病的論述，可見中醫對精神刺激致病十分重視。

「多動勞身，多慮勞神」，勞神帶來的疲勞感遠遠比勞身要大得多，人在嬰幼兒時期意識未開，處於混沌狀態，身心都是放鬆的，遇到外界的刺激會有本能的緊張，外界的刺激消除後，身體馬上恢復到自然鬆弛狀態，所以老子講「搏氣至柔，能嬰兒乎」就是要讓我們學習嬰兒的先天狀態，在這種狀態下，人是沒有病的，病可以說都是在後天形成的。

人在成年以後，身體成熟，七情六慾也逐日增多，外在的環境有著很多安全隱患，潛意識會形成人的自我保護系統，防止潛在危險對人體造成傷害，久而久之，就陷入一種習慣性緊張中，也就是無意識緊張狀態，而無法自然放鬆。在這種狀態下，人消耗的不單純是體力，還有心神，也就是陽氣，陽氣耗損過多則導致陽虛。

　　長期處在無意識緊張中的人雙肩會不自覺地上聳，氣機上浮，鬱結在胸膈部分沉不下去，造成虛火上升，產生胸悶、心煩、易怒、頭暈等一系列不適症狀，嚴重的還會造成心腦血管疾病、頸椎病、高血壓等病變，治療時如果不從根本上消除這種無意識緊張，無論吃多少藥，都只能緩解一時之痛。

　　閉目養神時我們強調多想些開心的事、高興的事，如果一邊靜養一邊想心煩的事，就不會起到好作用。靜養過程中要思想放鬆、精神放鬆，可以首先集中在輕鬆愉快的事上，逐漸過渡到思想空洞，大腦細胞進入抑制狀態，緩解了緊張情緒，同時休息後的中樞神經調節機能也恢復正常，可以正常地調節支配植物神經。

（一）健康遠離緊張人

　　現代人往往由於各種原因而習慣性地緊張，這種緊張感破壞了免疫系統，而練習靜養的人比起不練習者來說，前者得癌症的幾率不可思議地要降低 55％，得心臟病的幾率也少了 80％。

　　長壽者是那些既不為昨天的事懊悔，也不為明天的事擔憂的人。現代人的情況恰恰相反，往往不得不為人際交往、債務和工作而擔憂。

　　沒有人能夠免於緊張，種種引起緊張的因素是無法減少的，通常是緊跟著上一個原因的解決，又有一個新的原因出現，這就是為什麼那些只要緊張狀況一結束就打算戒菸的人，總是處於連續失敗的狀態。

如今許多人已習慣於緊張，而緊張感容易破壞免疫系統。調查證實，高達 80％的各類大型疾病是由長期處於緊張狀態而造成的，這些疾病包括了癌症、心臟病和背部疾病。

最初的緊張信號包括：疲勞、易怒、無法集中精神、失眠和酗酒，如果你發現自己常常莫名其妙地一有休息或是有假期就似乎要生病，那麼可以相當肯定地說，你正承受著緊張的折磨。緊張荷爾蒙一開始會抑制疾病的症狀，所以當緊張一消除，病症就立刻顯露出來了。

人們發現那些對緊張有耐受力的人，會比別人活得更久，而且健康狀況更好。新英格蘭百歲老人研究會發現，長壽者傾向於具有「抗緊張型人格」。人們相信，大多數女人比男人長壽的原因之一，是女性有更好的應對緊張的機制。例如，女性會向別人談起自己遇到的麻煩。

（二）減少緊張度的方法

如果你正經受著緊張的折磨，不妨嘗試著將以下的方法都融入你的日常生活和工作中去。

每天大笑 10 分鐘。大笑療法是從 20 世紀 60 年代美國興起的，它被認為是一種「內心慢跑」。

傾訴委屈和煩惱。有人認為婚姻能促進長壽，其原因包括安全感的獲得，和有對象讓你傾訴困難。這種傾訴對象，是男性無法順利在婚姻以外找到的。

多給予，少索取。近年一項研究表明，自私的人比樂於助人者死得要早。在一對人際關係中，給予比獲得更

加有好處（理論上說，這意味著即使把自己那昂貴的抗衰老面霜讓給別人，你還是能從中獲得好處）。科學家同樣發現，充滿敵意甚至比不健康的生活習慣（例如酗酒和吸菸）更容易導致心臟病。

靜養、冥想使自己更年輕。當你冥想時，身體進入一個寧靜的完美狀態，類似於在沉睡的狀態，可以被稱作是「休息並恢復」狀態。世界最長壽地區沖繩島居民都由定期的冥想集會來達到寧靜的狀態。

獲得充足的睡眠。高品質的沉睡對於分泌激素、免疫功能、消化功能和精力提高都格外重要。

美國癌症社團在 20 世紀 50 年代的一項研究顯示，那些每晚睡眠不足 4 小時或是超過 9 小時的人，其死亡率最高，而那些睡 8 小時的人死亡率最低。

沉睡是由營養膳食、定期鍛鍊和避免緊張共同保證的。長壽者多半是每晚擁有 8 小時的高品質睡眠。

案例

李先生，遼寧人，42 歲。22 歲時因感情受刺激而服藥中毒。經醫院搶救脫離生命危險，但留下後遺症，下肢行動不便，走起路來搖搖晃晃。當年經鄰居推薦來北京求治，選擇了打坐靜養——閉目養神自然療法，他開始根本就坐不住，在師傅的鼓勵和照料下，每天除去吃飯啥也不管，就是打坐。

兩個多月他感覺兩腿走路有勁，症狀減輕，他很高興，從此更加堅定信心，繼續刻苦堅持打坐。日復一日，

真是功夫不負有心人，他僅用一年的時間打坐靜養，兩腿
行走自如，病症痊癒，就像健康人的雙腿一樣，可見打坐
靜養——閉目養神自然療法是多麼神奇。

後來他成為一名出色的調理師，工作在中醫經絡調
理服務的崗位上，他決心把這種不用花錢就能祛病的方法
傳承給更多的患者，讓大家都得到健康。

參考文獻

1. 楊忠奇，等.心主神明與腦主神明之爭【J】.廣州中醫藥
大學學報，2000,17（2）：123—125.

2. 楊通.人活一口氣——養生先養氣.北京：化學工業出版
社，2010:122—142.

3. 姚樹橋，孫學禮.醫學心理學.北京：人民衛生出版社，
1991：217—219.221—224.

4. 李庶巾.傳世養生秘籍.精神養生.北京：中國戲劇出版
社，2004:18—36.

5. 施杞.實用中國養生全書.上海：學林出版社，1990:86—99.

6. 王紅英.淺談情志疾病與心身醫學【J】.中國醫學理論與
實踐，2005,15（2）：218—219.

7. 熊抗美，趙志付，等.中醫心身並治法在心身疾病康復
中的應用【J】.中國臨床康復，2005,9（8）：184—185.

8. 黃健、郭麗娃.張景岳中醫心身醫學思想辨析【J】.中國
中醫基礎醫學雜誌，2005,11（2）：153—155.

| 第六章 |

適時進補養生

補就是全面補充、加強吸收、均衡營養。補導術之所以有養生益壽的作用，是因為人體得到了適宜的營養。導補術可以透過「藥物補導」，疏通人體經絡，流通氣血，特別是使人體的元氣旺盛，所以無病可以強身，有病可以治病；其次運用練氣導引等方法，可以使「精、氣、神」三者融為一體，增強機體的生命活力，生命自然會延長，推遲衰老，健康長壽。

◎ 元氣、陰陽補導術

補導術是保養人體的一種養生方法，是根據中醫理論而總結出來的。補導術針對人體不同的體質，合理地進補食物，是健康長壽的重要環節。掌握進補的竅門是使你走向健康的捷徑。

全面補充、平衡營養具有以下三大特點：

1. 綜合、辨證地調攝：

並不是只要人進行滋補就能起到一定的療效，所以必須針對人體的具體情況，採取相應的調養方法，才能達到保健和治療的目的。

補導術一方面強調從自然環境到衣食住行，從生活

愛好到精神衛生順時補導；另一方面從藥食補導到運動保健等，進行較為全面的、綜合的防病保健。

2. 心理與生理的協調：

強調人與自然環境、社會環境的協調，講究體內氣化升降，以及心理與生理的協調一致。

3. 保健和諧適度：

補導術寓養生於日常生活之中，貫穿在衣、食、住、行、坐、臥之間，其特點是使體內陰陽平衡，守其中正，保其沖和，健康長壽。

「養生以不傷為本」，而不傷的關鍵即在於遵循自然及生命過程的變化規律，掌握適度，注意調節。

（一）元氣補導

氣是人體中不可缺少的部分。氣是物質實體，是構成宇宙天地及自然萬物的最基本元素，具有運動的屬性。

氣的運動是氣內部的相互作用，是事物發展變化的源泉，氣和形及其兩者的相互轉化，是物質世界存在和運動的基本形式。因此，元氣調補是補導術不可缺少的內容之一。

（二）陰陽補導

陰陽是在氣的基礎上建立起來的，與氣緊密地結合在一起。陰陽標示著事物狀態特徵，一是代表兩種對立的特定屬性，二是代表兩種對立的特定的運動趨向或狀態。

彭祖認為，形、精可以轉為功能。閉目養神具有抑

陽扶陰的作用：當機體功能亢進時，則可使形、精耗傷。閉目養神鍛鍊入靜後，則交感神經興奮強度減弱，氣體代謝降低，高反應狀態得以糾正，亢強的功能得以調整。

練習閉目養神後出現的四肢由厥冷變暖，尿酮類固醇恢復到正常水平，血漿三磷酸腺苷、環腺苷酸含量增加，以及白細胞吞噬能力增強等變化，都是閉目養神補陽作用的體現。

閉目養神調整陰陽動態平衡的作用，是透過「抑亢扶弱」的雙調節效應而實現的，此作用在不同層次水平上都可表現出來，這就是閉目養神治病、保健的機理所在。因此說，補導人體的陰陽有益於預防疾病。

案例

周先生，江蘇人，50 歲，某集團公司經理。患有強直性脊柱炎，經各大醫院中西藥物治療都沒有明顯的療效。不能正常上班，生活自理也成了問題。經北京大學校友介紹來生遠堂調理，當時本人教他打坐靜養——閉目養神。接受調理的當天他就一次性坐了一個半小時。他非常認真，每天來堂裡打坐調理。他明白打坐時間越長身體康復就越快，回家後他還要坐上 2 小時。就這樣他邊打坐邊結合經絡調理，很快疼痛就緩解了。

他持之以恆，刻苦堅持。就這樣日積月累半年多的時間，他的病症痊癒，身體越來越好，後來終於回到了工作崗位。同事非常驚訝，他就如實地把經過告訴了大家，並把閉目養神資料購買了三百多本，贈送給同事和親朋好

友，讓大家都得到健康。

○ 適時進補的原則和時機

　　中醫的補導術是有針對性的。補藥並非人人都可以吃，人體沒病就不需要補，不適宜的補甚至會起相反的作用，沒病反而會生病，有病情的還會加重，或使人加速衰老等。自古道：「是藥三分毒。」所以在進行補導的時候，要十分慎重，把握基本原則和時機。

（一）補導原則

1. 協調五臟：

　　臟腑間的協調，是由臟腑間相互依賴、相互制約、生剋制化的關係來實現的。協調的含義大致有二：一是強化臟腑的協同作用，增強機體新陳代謝的活力；二是糾偏，當臟腑間偶有失和，及時予以調整，以糾正其偏差。有生有制，則可保持一種動態平衡，保證生理活動的順利進行。臟腑的生理特點是藏、瀉有序。

　　五臟是以化生和貯藏精、神、氣、血、津液為主要生理功能；六腑是以受盛和傳化水穀、排泄糟粕為其生理功能。藏、瀉得宜，機體才有充足的營養來源，以保證生命活動的正常進行。任何一個環節發生了故障，都會影響整體生命活動而發生疾病。

2. 暢通經絡：

　　經絡是氣血運行的通道。閉目養神等養生方法的主

要作用有二：

一是活動筋骨，以求氣血通暢；二是開通任督二脈，營運大小周天。

只有經絡通暢，氣血才能川流不息地營運於全身。只有經絡通暢，才能使臟腑相通、陰陽交貫、內外相通，從而養臟腑、生氣血、布津液、傳糟粕、御精神，以確保生命活動順利進行，新陳代謝旺盛。

所以說，經絡以通為用，經絡通暢與生命活動息息相關。經絡一旦阻滯，則影響臟腑協調，氣血運行也受到阻礙。因此，《素問‧調經論》說：「五臟之道，皆出於經隧，以行血氣，血氣不和，百病乃變化而生。」所以，暢通經絡作為一條養生的指導原則，貫穿於各種養生方法之中。

3. 清靜養神：

在機體新陳代謝過程中，各種生理功能都需要神的調節，故神極易耗傷而受損。因而，養神就顯得尤為重要。一是以清靜為本，無憂無慮，靜神而不用，其氣即可綿綿而生；二是少思少慮，用神而有度，不過分損耗心神，使神不過用。利用補導術可調整人的精神，使人保持良好的精神狀態。

（二）補導時機

人體要進補必須根據自身情況來選擇相應的進補方式才能達到健康長壽的目的，這就需要瞭解補導術在什麼情況下運用才是最恰當的時機。

1. 虛則補之：

這是運用補藥的最根本原則。如果人體沒有疾病，一般不需服用補藥，即無虛則不用補。貿然進補很容易導致機體的氣血陰陽平衡失調，不僅無益，反而有害。有人本無虛證，但為了養生，卻經常服用人參、胎盤、黃耆等，這樣不益於身體健康。

2. 適可而止：

這是說運用補導術養生，禁止濫服無度。凡是藥物都有一定的偏性，如雖屬氣虛，但如果一味大劑補氣而不顧其他，反而會導致氣機壅滯。又如雖為陰傷，但如果一味大劑養陰，就會遏傷陽氣，致使人體陰寒凝滯。

另外補血藥物藥性多黏膩，過服會損傷脾胃；補陽藥性偏溫燥，常用則助火勘陰。

3. 辨證進補：

由於證候揭示了病變的部位、原因和性質，所以它比症狀更能全面、深刻、正確地反映疾病的本質。

治療疾病一般都是從證候入手，在運用補導術時，一定要辨證進補，分清氣血陰陽、寒熱虛實，根據不同體質，適當進行滋補藥物。

（三）進補誤區

現實中我們不可不知的六進補誤區，包括過度依賴保健補品、進補等同於養生保健、不能辨證進補、用補品代替一日三餐、用進補代替鍛鍊、補品越貴越好。

進補的關鍵在於時機的把握。例如：早吃薑勝參

湯，晚吃薑賽砒霜。人在清晨之時，胃中之氣有待升發，吃點薑可以健脾溫胃，為一天中飲食的消化吸收做好「鋪墊」。並且生薑中的揮發油可加快血液循環，興奮神經，使全身變得溫暖。

在冬日的早晨，適當吃點薑，還可驅散寒冷，預防感冒。到了晚上，人體應該是陽氣收斂、陰氣外盛，因此應該多吃清熱、下氣消食的食物，這樣更利於夜間休息，如蘿蔔就是不錯的選擇。

而生薑的辛溫發散作用會影響人們夜間的正常休息，且晚上進食辛溫的生薑還很容易產生內熱，日久出現「上火」的症狀。說其像「砒霜」有些誇張，但確實對健康不利。

案例

藥女士，山西人，59 歲。身體虛弱，但精神還可以。1998 年春天，她感覺身體抵抗力下降，經常感冒，渾身乏力，到醫院做全面檢查後發現她患了胃癌。在山西吃中藥兩個多月花了七千多元，病症不但沒有緩解反而加重，又去醫院檢查胃癌已到晚期。在北京腫瘤醫院手術後化療，醫院已給患者下病危通知書。

在這緊要關頭，她接受了打坐靜養──閉目養神，每天堅持打坐一個半到三個小時，不到一年病症痊癒。她身體狀況特別好，逢人就說：「是生遠堂教我的閉目養神。練習閉目養神真是太神奇了。」現在她還一直堅持練習閉目養神。

○ 順時補導

運用補導術時必須根據四時氣候的特點，以及節氣、氣候與人體臟腑組織的內在聯繫，而合理選擇補藥。原因在於人與自然息息相應，四時不同，機體的新陳代謝水平也不同，因而補導養生宜根據四季陰陽盛衰消長、節氣和每天的子午流注規律等採取不同的方法。

（一）四季補導養生

萬物的陽氣遵循著春生夏長、秋收冬藏的規則，人體的陰陽自然也不例外。

1. 春季補導：

春天的三個月，是棄陳發新的季節，天地俱生，萬物以榮。天氣忽冷忽熱，乍陰乍晴，變化無常，因此容易舊病復發，加上氣候變暖，細菌、病毒易繁殖使人體致病，所以，春季順時補導養生至關重要：注重對體內陽氣的保養；注重肝部保養；補充人體正氣；「藥補不如食補」，尤當重食補；勤鍛鍊。

2. 夏季補導：

必須重視夏天的飲食調養，因為人在炎熱的環境中體溫調節、水鹽代謝，以及循環、消化、神經、內分泌和泌尿系統發生了顯著的變化，而這些變化，最終導致人體代謝增強、營養素消耗增加。

夏季是一年裡陽氣最盛的季節，氣候炎熱而生機旺

盛，對於人來說，這是新陳代謝的旺盛時期，人體陽氣外發，伏陰於內，氣血運行亦相應旺盛起來，並且活躍於機體表面。因此，在夏季要注意保護人體陽氣，防止因避暑而過分貪涼，從而傷害了體內的陽氣。

這就是所謂的「春夏養陽」。具體來說，要注意益氣生津、健脾和胃、冬病夏治。

3. 秋季補導：

秋天氣候乾燥易傷人體陰津，秋天陽氣漸收，陰氣逐漸生長，同時秋天又是萬物成熟收穫的季節。從氣候特點來看，秋季是由熱轉寒，即「陽消陰長」的過渡階段。人體的生理活動，隨「夏長」到「秋收」，而相應改變。因此，秋季養生不能離開「收養」這一原則，即秋天養生一定要把保養體內的陰氣作為首要任務。

《黃帝內經》說：「秋冬養陰。」所謂「秋冬養陰」，是指在秋冬養收氣、養藏氣，以適應自然界陰氣漸生而旺的規律，從而為來年陽氣生發打基礎，不應耗精而傷陰氣。燥為秋季的主氣，稱為「秋燥」，其氣清肅，其性乾燥。每值久晴未雨、氣候乾燥之際，常易發生燥邪為患。由於肺司呼吸合皮毛，肺與大腸相表裡，故當空氣中濕度下降時，肺、大腸與皮毛首當其衝，這是燥邪致病的病理特徵。秋季養生注意：

（1）飲食上少食蔥、薑等辛味之品，適當多食一些酸味甘潤的果蔬。

（2）精神養生應該保持神志安寧，減緩秋季肅殺之氣對人體的影響。收斂神氣，以適應秋天容平之氣。

4.冬季補導：

冬三月草木凋零，冰凍蟲伏，自然界萬物生機閉藏，這個季節正是人體「養藏」進補的最好時刻。冬季進補有如下的禁忌：

（1）忌「多多益善」：任何補藥服用過量都有害。認為「多吃補藥，有病治病，無病強身」是不科學的。

（2）忌以藥代食：重藥物、輕食物的做法是不科學的，許多食物也是好的滋補品。如多吃薺菜可治療高血壓；多吃蘿蔔可健胃消食，順氣寬胸；多吃山藥能補脾胃。日常食用的胡桃、芝麻、花生、紅棗、扁豆等也是進補的佳品。

（3）忌越貴越好：每個人的身體狀況不同，因此與之相適應的補品也是不同的。價格昂貴的補品如燕窩、人參之類並非對每個人都適合。每種進補品都有一定的對象和適應症，應以實用有效為滋補原則，缺啥補啥。

（4）忌只補肉類：經過夏季到秋季，由於脾胃尚未完全恢復到正常功能，因此過於油膩的食品不易消化吸收。另外，體內過多的脂類、糖類等物質堆積可能誘發心腦血管疾病。秋冬季在適當食用牛羊肉進補的同時，不應忽視蔬菜和水果，它們可以為人體提供多種維生素和微量元素。冬季養生進補佳品有蓮藕、花生、山藥等。

（二）冬吃蘿蔔夏吃薑

十月蘿蔔賽人參。蘿蔔行氣潤燥通便，冬季人們習慣進補而日常少動，體內易生熱生痰，特別是肥胖和中老

年人表現明顯。針對這種情況，在進餐時選擇蘿蔔，可以消穀食、去痰癖、止咳嗽、解消渴、通利臟腑之氣。

夏吃薑：古醫書介紹：薑益脾開胃，止嘔，溫經散寒，解頭疼、發熱，調理痼冷沉寒、霍亂腹痛、吐瀉之疾等。

夏天吃薑的好處在於：由於夏天炎熱，人們習慣貪涼，喜服寒涼之品，夜間易感受夜寒，易產生暑濕，影響脾胃，所以夏季人們胃口不好，少食厭膩。針對這種情況喝一點薑湯或做菜時多加點薑，即可散寒祛暑，又可以治療因吃不潔食物而引起的腹痛、腹瀉、嘔吐等。

案例

林女士，58 歲，河北人。1992 年初，左側乳房病變，醫院診斷為乳腺癌。經手術切除後，開始吃抗癌藥，一段時間後左臂腫脹得厲害，一直腫到到手上，到夜裡無法入睡。當時情況十分危急，只能依靠吃各類藥物和保健品維持病痛，很無奈。

1994 年春天來臨之際，經丈夫介紹開始練習閉目養神。她每天打坐 2~3 小時，並結合藥物治療。刻苦堅持到幾個月的時候，症狀得到了改善，這時候她把這神奇的方法就推薦給娘家人，父母、弟弟、妹妹都在利用業餘時間打坐，他們也同樣都在受益。

就這樣她日復一日，月復一月，持之以恆，不到兩年的功夫，左臂腫脹的病症消失，現在她跟同齡人相比像是年輕了好幾歲，而且身體非常健康。

◎ 不同體質的補導

中醫把人體分為九種體質，除了平和質，其他八種體質類型都需要根據體質的不同進行個性化的補導。因為每個人的先天稟賦予後天調養不同，個體素質有強弱之分，素質強壯者可以不用滋補藥物，而虛弱者則需要補益。若是五臟不足的，當補五臟；氣血陰陽不足的，當補氣血陰陽。

人體根據不同的體質類型，從食養角度上來分，有陰虛型、陽虛型、痰濕型、氣滯血瘀型、氣血兩虛型等。如能根據自己的體質類型來養生，便可健康長壽。

（一）陰虛體質

這類體質的特點是形體消瘦，面色潮紅，口燥咽乾，心中時煩，手足心熱，少眠，便乾，尿黃，不耐春夏，多喜冷飲，脈細數，舌紅少苔。補導方法：

1. 精神調養：

陰虛體質的人一般性情較急躁，常常心煩易怒，這是陰虛火旺，火擾神明之故，應該遵循《黃帝內經》中「恬淡虛無」「精神內守」之養生大法。在平時的工作中，對非原則性問題，少與人爭，以減少激怒，要少參加爭勝負的文娛活動。

2. 環境調攝：

這種人多瘦小，而瘦人多火，常手足心熱，口咽乾

燥，畏熱喜涼，冬寒易過，夏熱難受，所以在炎熱的夏季應注意避暑。

3. 飲食調養：

應保陰潛陽。飲食宜清淡，遠肥膩厚味、燥烈之品；可多吃些芝麻、糯米、蜂蜜、乳品、甘蔗、魚類等清淡食物，對於蔥、薑、蒜、韭、薤、椒等辛味之品則應少吃。

4 .節制性慾：

因為精屬陰，陰虛者當護陰，而性生活太過可傷陰精，故應節制性生活。

（二）陽虛體質

這類人身體虛胖，面色無華，平時怕寒喜暖，四肢倦怠，小便清長，大便時稀，唇淡口和，常自汗出，脈沉乏力，舌淡胖。補導方法包括：

1. 精神調養：

「肝氣虛則恐」，這是說肝臟功能差的人，容易恐懼；「心氣虛則悲」，這是說心臟功能低下者精神上易出現悲哀的情緒。陽虛是氣虛的進一步發展，所以陽氣不足者常表現為情緒不佳，易於悲哀，必須加強精神調養，善於調節自己的情感，祛憂悲、防驚恐、和喜怒，消除不良情緒的影響。

2. 環境調攝：

這種體質多形寒肢冷，喜暖怕涼，耐春夏不耐秋冬，故陽虛體質者尤應重視環境調攝，提高人體抵抗力。

有人指出，如果在夏季進行 20~30 次日光浴，每次

15~20 分鐘，所得的紫外線將能使用一年。對於年老及體弱之人，夏季不要在外露宿，不要讓電扇直吹，也不要在樹蔭下停留過久。應加強體育鍛鍊，因為「動則生陽」。春夏秋冬，每天進行 1~2 次體育鍛鍊，具體項目因體力而定。

3. 飲食調養：

多食有壯陽作用的食品，如羊肉、鹿肉、雞肉，根據「春夏養陽」的法則，夏日三伏，每伏可食羊肉附子湯一次，配合天地陽旺之時，以壯人體之陽。

（三）氣虛體質

形體消瘦或偏胖，體倦乏力，面色蒼白，語聲低怯，常自汗出，且動則尤甚，心悸食少，舌淡苔白，脈虛弱，是其基本特徵。補導方法包括：

1. 閉目養神操：

腎為元氣之根，故氣虛宜做養腎功。其功法如下：屈肘上舉，端坐，兩腿自然分開，雙手屈肘側舉，手指伸直向上，與兩耳平。然後，雙手上舉，以兩脅部感覺有所牽動為度，隨即復原，可連做 10 次。本動作對氣短、吸氣困難者，有緩解作用。

2. 摩腰：

端坐，寬衣，將腰帶鬆開，雙手相搓，以略覺發熱為度。再將雙手置於腰間，上下搓摩腰部，直到腰部感覺發熱為止。搓摩腰部，實際上是對腰部命門穴、腎俞、氣海俞、大腸俞等穴的自我按摩，而這些穴位大多與腎臟有關。搓至穴位發熱，可起到疏通經絡、行氣活血、溫腎壯腰之作用。

3.「吹」字功：

直立，雙腳併攏，兩手交叉上舉過頭，然後，彎腰，雙手觸地，繼而下蹲，雙手抱膝，心中默念「吹」字音，可連續做十餘次，屬於「六字訣」中的「吹」字功，常練可固腎氣。

4. 飲食調養：

可常食粳米、糯米、小米、黃米、大麥、山藥、秈米、莜麥、馬鈴薯、大棗、胡蘿蔔、香菇、豆腐、雞肉、鵝肉、兔肉、鵪鶉、牛肉、青魚、鰱魚。若氣虛甚，當選用人參蓮肉湯補養。

（四）血虛體質

面色蒼白無華或萎黃，唇色淡白，頭暈眼花，心悸失眠，手足發麻，舌質淡，脈細無力。補導方法：

1. 起居調攝：

要謹防「久視傷血」，不可勞心過度。

2. 飲食調養：

可常食桑葚、荔枝、松子、黑木耳、菠菜、胡蘿蔔、豬肉、羊肉、牛肝、羊肝、甲魚、海參、平魚等食物，因為這些食物均有補血養血的作用。

3. 精神修養：

血虛的人，時常精神不振，失眠，健忘，注意力不集中，故應振奮精神。當煩悶不安、情緒不佳時，可以聽一聽音樂，欣賞一下戲劇，觀賞一場幽默的相聲或啞劇，能使精神振奮。

（五）陽盛體質

形體壯實，面赤心煩，聲高氣粗，喜涼怕熱，口渴喜冷飲，小便熱赤，大便奇臭為其特點。

若病則易從陽化熱，而見高熱、脈洪大、大渴、飲冷等症。補導方法包括：

1. 精神修養：

陽盛之人好動易發怒，故平日要加強道德修養和意志鍛鍊，培養良好的性格，用意識控制自己，遇到可怒之事，用理性克服情感上的衝動。

2. 體育鍛鍊：

積極參加體育活動，讓多餘陽氣散發出去。游泳鍛鍊是首選項目，也可選擇跑步、武術、球類等，或根據個人愛好選擇進行。

3. 飲食調理：

忌辛辣燥熱食物，如辣椒、薑、蔥等，對於牛肉、雞肉、鹿肉等溫陽食物宜少食。可多食水果、蔬菜，如香蕉、西瓜、柿子、苦瓜、番茄、蓮藕等，可常食。酒性辛熱上行，陽盛之人切戒酗酒。

（六）血瘀體質

面色晦滯，口唇色暗，眼眶黑，肌膚甲錯，易出血，舌紫暗或有瘀點，脈細澀或結代。補導方法：

1. 運動鍛鍊：

多做有益於心臟血脈的活動，如各種舞蹈、太極

拳、八段錦、動椿功、長壽功、內養操、保健按摩術均可
實施，以全身關節都能活動為原則。

2. 飲食調理：

可常食桃仁、油菜、慈姑、黑豆等具有活血化瘀作
用的食物，酒可少量常飲，醋可多吃。山楂粥、花生粥亦
頗相宜。

3. 精神調養：

血瘀體質在精神調養上，要培養樂觀的情緒。精神
愉快則氣血和暢，營衛流通，有利血瘀體質的改善。反
之，苦悶、憂鬱則可加重血瘀傾向。

（七）痰濕體質

形體肥胖，嗜食肥甘，神倦，懶動，嗜睡，身重如
裹，口中黏膩或便溏，脈濡而滑，舌體胖，苔滑膩。補導
方法：

1. 環境調攝：

不宜居住在潮濕的環境裡，在陰雨季節，要注意濕
邪的侵襲。

2. 飲食調理：

少食肥甘厚味，酒類也不宜多飲，且勿過飽。多吃
些蔬菜、水果，尤其是一些具有健脾利濕、化痰祛痰的食
物，更應多食之，如白蘿蔔、荸薺、紫菜、海蜇、洋蔥、
枇杷等。

3. 運動鍛鍊：

應長期堅持體育鍛鍊，散步、慢跑、球類、游泳、武

術、八段錦、五禽戲，以及各種舞蹈，均可選擇。活動量應逐漸增強，讓鬆弛的皮肉逐漸轉變成結實、緻密之肌肉。

（八）氣鬱體質

形體消瘦或偏胖，面色蒼暗或萎黃，平素性情急躁易怒，易於激動，或憂鬱寡歡，胸悶不舒，時欲太息，舌淡紅，苔白，脈弦。補導方法：

1. 調攝情志：

此種人性格內向，神情常處於抑鬱狀態。

2. 遵循《黃帝內經》「喜勝憂」的原則：

主動尋求快樂，多參加社會活動、集體文娛活動。常看喜劇、滑稽劇、聽相聲，以及富有鼓勵、激勵意義的電影、電視，勿看悲劇、苦劇。多聽輕快、開朗、激動的音樂。多讀積極的、鼓勵的、富有樂趣的、展現美好生活前景的書籍，以培養開朗、豁達的意識，在名利上不計較得失，知足常樂。

3. 多參加體育鍛鍊及旅遊活動：

因體育和旅遊活動均能運動身體，流通氣血，既欣賞了自然美景，調劑了精神，呼吸了新鮮空氣，又能沐浴陽光，增強體質。

4. 養生功方面：

以強壯功、保健功、動功為宜，著重鍛鍊呼氣功法，以開導鬱滯。

5. 飲食方面：

可少量飲酒，以活動血脈，提高情緒。多食一些能

行氣的食物，如佛手、橙子、柑皮、蕎麥、韭菜、茴香菜、大蒜、火腿、高粱、刀豆、香櫞等。

案例

溫某，男，湖南長沙人，18 歲，在某學校住校學習。他突然發現自己跟其他同學不同，即經常出現幻覺，然後就給母親打電話求助。母親帶他去北京安定醫院看病，大夫確診為抑鬱症。溫某服藥後精神恍惚，失眠，一到白天就無精打采。經心理醫生做心理疏導，效果不明顯。由於沒有其他治療方法，所以準備輟學回老家。就在這時，聽病友介紹生遠堂的閉目養神療法及調理效果後，父母帶兒子專程來生遠堂接受調理。

開始時，患者本人覺得很無聊，但在母親的監護下他很無奈，只好乖乖地順從打坐調養。

上午 2 小時，下午 2 小時，每天經絡調理兩次。十來天的功夫，患者睡眠良好，病症減輕。

繼續堅持打坐靜養，只用了一個多月的時間，患者的病症基本消失，與正常人一樣了。患者家人非常高興，同時也對生遠堂表示深厚的敬意。

◯ 少不了的食養經

（一）食物有四性

一般來說，寒性食物會使人身體各種分泌物增加、

大便稀薄、臉色發青；熱性食物會使人出現舌乾、口燥、眼屎多、小便黃、頭皮屑多、臉紅，甚至牙痛等症狀。如果身體出現的症狀介於寒、熱之間，偏向寒則為涼；偏向熱則為溫；不溫不涼則為平。

人的身體也是分寒熱的，寒性體質的人產熱低，手足較冰冷，臉色蒼白，容易出汗，大便稀，喜歡喝熱飲；熱性體質的人，產熱量大，臉色紅赤，容易口渴，小便色黃赤而量少，喜歡喝冷飲。如果寒性體質的人食用寒涼性食物，則其自身冰冷的感覺會更嚴重，由於四肢冰冷感增加，末梢血液循環不良，造成即使在暑熱天，也仍有手足麻痺的感覺，而進入冬天後，寒證會更加劇烈；同樣，如果熱性體質的人食用溫熱性食物，則會導致口乾舌燥，上火，使熱證加劇。

懂得食養的長壽老人都有諸多忌口，比如，火旺的人很少吃羊肉、泥鰍、桂圓和韭菜等，因為這些熱性食物火大，食用後會口乾舌燥，渾身不舒服；而怕冷的人，不吃螃蟹、竹筍、柿子和香蕉等，因為這些食物性寒涼，吃了會使腸胃不適，甚至造成腹瀉，使陽氣受到損失。

特別是那些帶病延年的老人，在飲食上格外講究忌口，比如，水腫病人一定是淡食，忌鹽；胃病泛酸者不吃醋，也不吃生冷食物；發熱病人不吃辛辣油膩的食物；有癰瘡腫毒者更是忌羊肉、雞蛋、蝦、蟹和豬頭肉等「發物」。

「發物」之說在中醫有著廣泛的認知，它是指那些容易誘發宿疾或加重疾病的食物。

（二）五穀為養

《黃帝內經》認為最養人的不是人參、燕窩，而是五穀。穀食類具有自然沖和之氣，性平而甘，可以久服，如大米、麥子、淮山藥、扁豆等，所以大家不要以為我們平日食用米飯、麵食是因為它們富含澱粉，而是可以給我們提供各種身體所需的營養。之所以以五穀為食，是因為人之精氣，全賴穀物供養。穀物就是植物的種子。種子是用來萌發新生命的，它蘊涵著最為旺盛的生機。

我們攝取的不僅僅是穀物的能量，否則，只要用生產好的葡萄糖代替食物就行了。

事實上，這可能嗎？我們可以試試看，每天以適量的葡萄糖代替主食，保準沒幾天就疲憊不堪。

每一種食物裡的營養都是複雜的，現代營養學仍沒能完全分析透徹，而我們的祖先則運用他們的智慧悟到了其中的玄機。

現在很多人因懼怕肥胖而不敢多吃富含澱粉之物，尤其是愛美的女性，為了減肥，只吃蔬菜、水果和蛋白質，自認為這樣既不會長胖還不缺乏營養，實際上大錯特錯了。富含蛋白之物多屬厚味，運化這樣的東西往往給脾胃造成很大的負擔。

現代科學認為蔬菜富含微量元素及纖維素，於是大家拚命地吃蔬菜，彷彿抓到了救命的稻草，卻忘記了大多數蔬菜稟性寒涼。現在婦科疾病那麼多，與此有很大的關係。

《黃帝內經》說：「五穀為養，五果為助，五畜為益，五菜為充。」這個五菜、五果並不是不重要，但絕不能作為飲食的主宰，捨棄五穀，反客為主。不食五穀，你體內就缺少了穀物所升發出來的精氣，就會缺乏營養。

大家應該都知道，醫生常常告誡病人以食粥為主，為什麼呢？因為這樣可以振作病者的胃氣，脾胃這個後天之本鼓動起來，身體便能夠快速地康復。

粥能夠振作胃氣。為什麼呢？首先，粥為穀物，熱量高、能量大，溫暖脾胃；再者，粥習性溫和，不寒不火，中和；其三，粥為清淡之物，沒有複雜的物質成分，不會對脾胃帶來額外的負擔。早晨起來後，腹內既空又虛，食熱粥一碗，可以很好地振作胃氣，滋生津液。所以李時珍說：食粥「最為飲食之妙訣」。

不要奢望那些高蛋白高營養的東西能給你帶來多少福音。尤其是上了年紀的老人和體質嬌弱的人，日常飲食多吃些粥，補益精氣，滋養臟腑，多多益善。

熬粥最好用砂鍋，不宜用鐵鍋和鋁鍋，特別是熬製一些有治療作用的藥粥時更是這樣。喝粥也有個最佳時間，一般三餐均可食用，但以晨起空腹食用最佳，年老體弱、消化功能不強的人，早晨喝粥尤為適宜，而且喝粥時不宜同食過分油膩、黏滯的食物，以免影響消化吸收。

我的一個商務部的師兄，因為早些年在湖南擔任廠長的時候，經常吃毒蛇肉，以為是大補的，結果造成肝臟解毒功能超負荷運轉，而且毒素沿著肝經流轉到腳踝，造成腳踝常年疼痛。

（三）隨「脾」應變

五穀對身體的調節作用是利用食物的偏性，比如北方人以吃小麥為主，南方人則以吃稻米為主，所以，南方人長得就相對小巧玲瓏，北方人就長得相對身材高大，這跟我們的飲食結構絕對有關係，也就是說一方水土養一方人。比如說蕎麥，蕎麥其實是偏寒的，它的生長期只有兩個月，所以並不具備很強的營養。北方人在夏天的時候總要壓點餄餎吃，因為夏天熱，蕎麥麵是涼的，吃進去會覺得舒服。

每個人的體質都不一樣，身體不舒服的原因也不一樣，比如說，同一樣食物，你可能吃了養生，長精神增力氣，別人吃了可能對他的身體造成傷害，變得乏力，沒有精神。盡量不要去吃這種反季節的蔬菜和水果，大棚裡生產出來的水果，不是靠日月精華來長熟的，表面雖然呈現火德之象，但無火德之質，吃了對身體也沒有什麼益處。

中醫是非常講究天人合一的，人秉天地四時之氣而生，飲食上也應順應自然萬物的生長規律。飲食隨「脾」應變，是一條健康的飲食法則，也是一種生活態度。飲食隨「脾」應變，才能最大限度地滋養我們的身體，使我們的生命力綿綿延長。

（四）長壽者善「節」食

長壽老人還有一個共同特點，即對食物的攝入非常有「節制」，每餐只吃七八分飽。飲食有節，身體內的陽

氣才能夠將食物消化掉，消化掉的食物會反過來補充人體陽氣，陽氣一足，人就有精神；反之，胃裡食物太滿，陽氣不能將食物消化掉，反而還消耗了陽氣，人自然覺得身體疲憊不堪。簡而言之，世界最長壽的人群都只吃他們需要的食物，多餘的一概不吃。

這種飲食方法被研究長壽的科學家稱作「高營養、低熱量」飲食，或者叫「不含熱量」飲食。

沖繩、西米等長壽地區的人們，有一個共同點：他們的飲食很有營養而熱量很低。他們吃的相當數量的食物都是新鮮的、天然的，比如水果、蔬菜和全穀類食物。這些食物含有豐富的維生素、礦物質、蛋白質、纖維素和有益脂肪。而像肉類和奶酪之類的飽和脂肪吃得很少，經過加工的碳水化合物（如白麵和大米）也吃得很少，因為它們既缺乏營養，所含熱量又高。

◯ 是藥三分毒，忌濫服濫補

中草藥是中醫所使用的獨特藥物，也是中醫區別於其他醫學的重要標誌。中國人民對中草藥的探索有幾千年的歷程了。「藥食同源」的說法是人們對中藥與食物是同時起源的一種認同，因為中藥多屬天然藥物，它和食物都來源於自然界的動物、植物及部分礦物質，主要由植物藥（根、莖、葉、果）、動物藥（內臟、皮、骨、器官等）和礦物藥組成。

中藥同樣也有四氣五味（也稱四性五味），是指藥性

的寒、熱、溫、涼，五味指藥物的辛、酸、甘、苦、鹹。中草藥的氣、味不同，療效各異，因此進行中藥進補時一定要診斷準確、辨證用藥，否則可能適得其反。

現實生活中許多慢性病是病人生活起居無常、情志失調造成的。當我們不能完全使用靜養、食養、體療和心理療法去治療嚴重疾病的時候，就必須加用藥物治療，而使用任何藥物（包括中藥和西藥）都可能發生藥源性疾病。藥物好比是開門的鑰匙，人得了病就是你的這門打不開了，假如那門本來是通的，你卻沒完沒了地用鑰匙（藥物）去捅那個鎖，把好鎖也會捅壞的。

中藥、西藥都是有毒性的，關鍵看怎麼用，要中病即止，用對劑量才不會對人體造成傷害。

其實在古代，藥物叫做「毒」，是藉助藥物獨特的氣、味、歸經等的偏性以攻邪，達到治療疾病效果的，而且中藥非常注重採摘時間及辨證用藥。

《黃帝內經》中說：「毒藥攻邪，五穀為養、五果為助、五畜為益、五菜為充。」因此，大家應該記住一個原則：藥補不如食補！在所有的中藥書中，沒有一味藥可以入奇經八脈，可以補元氣，也就是只有食物和靜養可以補益元氣，因此我們每天在閉目養神之餘，還要配合科學合理的進餐和良好生活起居。

《黃帝內經》中講得最多的是人為什麼得病，而沒有更多地講藥物，只有 13 個簡單的藥方，就是要我們「法於陰陽，和於術數」，更多關注身心健康的靜養、調節和積累。

（一）藥物也會損傷正氣

《黃帝內經》把藥物分為大毒、常毒、小毒和無毒四個層次，治療疾病時要求：「大毒治病，十去其六；常毒治病，十去其七；小毒治病，十去其八；無毒治病，十去其九。」但接下來又說：「穀肉果菜，食養盡之，無使過之，傷其正也。」這說明，用藥是一種不得已才為之的辦法，用藥後，人體基本達到陰陽平衡的狀態時，就需要用食物來調養，否則又會造成新的不平衡。

食物的性味相對較弱，可以看作是無毒的，透過持之以恆地堅持治療同樣也可達到最理想的效果。

某些天然之物只能用來治病地，稱為藥物；只能食用的，稱為食物；既有治病作用，也能供人食用的，叫做藥食兩用物。比如蜂蜜、杏仁、飴糖、花椒、橘子、山楂、核桃、砂仁、南瓜子等，它們既可供食用，又有治病療效。反之則不然，天然之物製成中藥後藥效增強，針對性強，其毒副作用也更明顯，絕不可以當食物一樣天天食用。

現代很多人喜歡進行藥補，認為可以壯陽、美容、益壽，可以有病治病，無病強身，這絕對是誤解。人參、黨參、黃耆等滋補藥，如果濫用濫服同樣也有毒副作用。

利用中藥的寒、熱、補、消、升、降、斂、散等特性，來糾正疾病之偏，從而使體內陰陽恢復平衡，是中醫治病的基本原理。

但如果身體沒病，單純出於保健的目的而服食補藥以求達到壯陽、美容、益壽的效果，天長日久，這些藥物

的偏性必然擾亂五臟六腑的功能，損傷正氣。

（二）藥補看體質

如果不明白自身體質或疾病情況，濫用補藥的結果往往是誘發疾病，甚致使疾病加重。中醫認為「補」要對「虛」，如人參補氣、當歸補血、燕窩養陰、鹿茸溫陽，各有所長，所以選擇藥補之前，必須根據陰虛、陽虛、氣虛、血虛的不同證候，確定自己的主要問題後，再進行針對性藥補。

如出現疲倦乏力及氣短者可稱為氣虛，這類人群可以使用人參、黨參、太子參、黃耆等以補氣為主的藥；而出現頭暈無力及潮熱者可以稱為陰血虧損，這時可服用阿膠、當歸、熟地、白芍等滋陰補血的藥物；若出現怕冷及腰痠背痛者可稱為腎陽虛虧，這類人群可以服用鹿茸、巴戟天、仙靈脾、補骨脂等益腎的藥。而陰虛者可選用生地、枸杞、石斛、玉竹、女貞子等滋陰補腎。另外，口服藥物必須注意用溫開水送服，如果濫用飲料送服藥物，飲料等中的化學物質極易與藥中的化學成分發生化學反應，嚴重情況下還會出現藥物中毒。

藥物使用的劑量也要適當，確定藥物劑量時除了應考慮年齡、體質等情況外，還應考慮季節、氣候及居處的環境等方面的情況，盡量做到「因時制宜」「因地制宜」。

（三）中藥也有副作用

中醫治病實際是用藥物的偏性來糾正人體的偏性，

所以服藥一定要適可而止。

據資料記載，已發現能致人死亡的中草藥達二十多種，如專治類風濕性關節炎的雷公藤、息風止痙的蜈蚣等；有的生藥毒性很大，如生附子、生半夏、生馬前子、生草烏、生馬豆、生南星等，經過炮製後，雖然毒性可大為降低，但若濫用或藥量過大，也會讓人中毒甚至危及生命。還有一些我們平常看上去性質平和，沒有什麼毒性的藥物也不可以多服，就像我們生活中常見的甘草，藥性平和，具有補中益氣、瀉火解毒、和中緩急之效，但若無故久服，也能影響脾胃氣機，有礙消化功能；木通用量過大，會引起腎臟損傷等。

（四）長壽者慎用藥

如皋長壽老人對藥有一種敬而遠之和排斥的心理，認為代表了一種消極的運勢。他們在心裡把藥稱為「藥邪」。而這種特有的藥文化理念，使得他們骨子裡對藥沒有依賴感。所以如皋長壽老人服藥的原則是：能不用時絕不用，即使用也要按最小劑量來用，一般只吃一個療程，以後靠食補加強；感冒、發燒、腹瀉等常見病用傳統家庭藥膳治療，而且無病絕不濫服藥。

那裡的長壽老人很少去醫院，小病小痛主要靠身體的自癒力康復。他們偶爾也會用傳統的家庭藥膳作輔助治療，但沒有人專門去吃補藥。

古人倡導以五穀為養、五果為助、五畜為益、五菜為充，而藥物就是被用來攻擊邪氣的。

案例

　　齊先生，60 歲，某出版社社長。失眠 30 年，只能靠藥物維持。正當他愁眉不展的時候，朋友推薦閉目養神並讓他來生遠堂診治，他當機立斷來找我進行診治。原來他失眠是心腎不交，虛火上擾所致。當天我給他調理一次，閉目養神 2 小時。結果當天晚上即睡眠極好，整整睡了 8 小時，他特別高興。第二天又來生遠堂接受調理。

　　我告訴他只有堅持閉目養神才能根治病症。透過習練可以改善臟腑的虛實，開發自知自調的能力，調節臟腑的陰陽平衡而使病症痊癒，只有這樣才能得到一個好身體。他用了半年的工夫，病症基本消失了。

○ 房中術補導

　　房中術也稱夫妻「合氣」之術，是一種男女雙修的功法。房中術的核心是房中節慾，還精補腦。這種修練方法起源於戰國，興盛於漢魏。長沙馬王堆漢墓出土的竹簡《十問》《合陰陽》《天下至道談》等，都是專論房中術的。彭祖第一個發現男女性愛與人的長壽密切相關，並概括出一整套長壽房中秘法，稱「陰道」「陰丹」。

（一）性養生理論

　　《抱朴子・內篇》說：「房中之法十餘家，或以補救傷損，或以攻治眾病，或以採陰益陽，或以增年延壽，

其大要在於還精補腦之一事爾。」又說：「善其術者，則能卻走馬以補腦，還陰丹以朱腸，採玉液於金池，引三五於華梁，令人老有美色，終其所稟之天年」。

至唐代，房中術流傳不衰，醫學家孫思邈在其著作中，視房中術為養生重要手段，並將其發展為男女雙修的陰陽結丹法。

葛洪《抱朴子》記載：彭祖擅長房中術，他認為夫妻性愛生活，是陰陽合和之常。若陰陽不合，則對人無益；若縱情恣慾，則損人元氣，會短命脈。提出了既不能「禁慾」，也不能「縱慾」，因為禁慾和縱慾都是一種過度行為，所以他警告人們「陰陽不順傷人」，主張「男女相成，猶天地相生」。

夫妻性愛生活，既要注意方法、適度、時辰，又要牢記房中禁忌，凡醉飽、勞累、喜怒過甚、大寒大暑、狂風暴雨皆不宜房事。

（二）彭祖房中術

彭祖房中術是從延年益壽的角度指導人們進行性生活的性科學，提出了交接以時、交接有度、交接戒暴、交接戒溫，兩性交接要「從容安徐，以和為貴」，「深接小搖，以致其氣」。

男女方應把握時機，積極配合，力爭同時達到性高潮。交接時，多含舌液及唾，還可以降逆氣，治消渴，增強胃腸功能，使人肌膚光澤，容顏美麗。

具體方法如下：

1. **以靜為強，心毋沭蕩。**

交合時貴在寧心靜氣，解除恐瞑、慌亂等思想壓力和情緒。

2. **先戲兩樂，神合意感。**

交合前先調情嬉戲，按摩異性的發慾帶（口、舌、乳頭、肛門、大腿、生殖器等性敏感部位），以激起春情，提高性慾，使雙方心意相通。

3. **先腎後心，弗欲強之。**

交合前要先有性的生理衝動，而後再根據性的心理衝動進行交合，這叫先腎後心。不要心想交合而腎的生理條件還不具備就勉力性交。

4. **三至乃入，備乃上。**

性交時男女性功能是否達到最佳狀態，房中術規定男子「三至」、女子「五至」，還有女子「五 」「五慾」「十動」等徵象，必須使這些徵象齊備再行性交。

5. **必徐以久，以和為貴。**

交接時要從容安徐，抽送和洽，不疾不暴，柔舒持久。

6. **乃觀八動，審察五音。**

男女交接達到性高潮時，女子有八種反應動作和五種呻吟聲，應注意觀察，使性生活進入銷魂極樂的圓滿境界。

7. **謹守精關，多交少洩。**

房中術特別注意保精、積精，一般以多交少洩為原則，甚至主張閉精勿洩。

8. **講求法式，療病益身。**

在性交前，可仿房中圖譜中的動作和姿勢，這樣可

以刺激性慾，豐富性生活，以及治療某些疾病。

9. 弱入強出，行氣補腦。

房中交合後生殖器必須生還，不能死出。完成性交動作後要輔以行氣，以使還精補腦。

（三）房中補益——七損八益

彭祖第一個提出了七損八益。七損是不利於健康的七種交合狀況，八益就是房事中對身體有益處的八個過程。七損八益的本質是告訴我們，如果能夠採用適宜的性生活技術，掌握好時間和方法，做到性和諧，就會減少因性事造成的損傷，以調節身體，趨利避害。

1. 七損：

交合時男子陰莖疼痛或女子陰戶疼痛，這叫內閉；交合時大汗淋漓不止，這叫陽氣外洩；房事沒有節制，耗絕精氣，這叫竭；交合的時候，因陽痿而不能進行，這叫勿；交合時心慌意亂，呼吸喘促，叫做煩；女方沒有性慾，男方強於交合，汗洩氣少，心熱目瞑，如陷入絕境，這叫絕；交合過於疾速，既不愉悅情志，於身又無補益，徒然浪費精力，這叫費。

以上這些就是七損。合理運用八益去七損的人，能耳目聰明，身體輕快便利，生理功能日益增強，必定能夠延年益壽，生活幸福美滿。

2. 八益：

一是調治精氣，二是產生精液，三是掌握交接的適宜時機，四是蓄養精氣，五是調和精液，六是聚集精氣，

七是保持氣血盈滿，八是防止陽痿。

　　早晨起床打坐，伸直脊背，放鬆臀部，提肛導氣，運氣下行，這叫治氣；漱咽口中津液，垂直臀部端坐運氣，豎直脊骨提肛導氣，使氣通至前陰，這叫致沫；交合前，男女雙方先互相嬉戲，等到彼此情和意投，相互產生了強烈的性慾才能交合，交合時放鬆脊背，提肛斂氣，導氣下行，這叫蓄氣；交合時不要急躁，不要圖快，陰莖抽送出入輕鬆柔和，這叫合沫。

　　房事接近結束，納氣運行於脊背，不再抽動，吸氣，導氣下行，身體靜靜地待著，叫保持精氣盈滿；房事結束時將餘精灑盡，在陰莖尚能勃起之時就抽出，這叫定傾。這些叫做八益。

案例

　　馮先生，29 歲。2008 年開始練習閉目養神。2008 年，剛開始參加工作的時候，由於身體底子不好，遺精嚴重，加上剛一工作帶來的緊張感，頭暈失眠，每天只睡兩個小時的覺，白天精神非常不好，非常抑鬱。

　　無奈在網上尋醫，是偶然也是緣分，正好遇到生遠堂中醫研究院院長張海生博士。開始時半信半疑，未能真正升起信心，但感覺生活中沒有更好的解決辦法，在無奈中卻堅持了下來。

　　突然有一天身體有了不一樣的感覺，感覺身體頭部有些細微的循環，感覺很舒服。從那一天開始真正覺得閉目養神是個好方法，慢慢地身體和精神都開始恢復，走出

了抑鬱的困擾。

　　他還有一些體會，就是閉目養神不但使人保持身體健康，而且幫助人調節好情緒；閉目養神可以讓人的情緒趨於一種平和的狀態，大喜或是大悲都會打破這種平和，從而對身體健康產生不好的影響。馮先生還把這個方法分享給了周圍的親戚朋友，使大家都受益。

參考文獻

1. 黃明達.圖解彭祖養生經.北京：九州出版社，2010：290—296.310—319.

2. 易醫.不生病的智慧 2.江蘇：鳳凰出版傳媒集團江蘇文藝出版社，2008:16—22.

3. 【英】薩利比爾.醫生不懂的長壽祕密.北京：中國社會出版社，2004：2—20.86—98.

4. 鄧鐵濤.心主神明論的科學性【J】.新中醫，2003,35（3）：64—65.

5. 大隱.如皋長壽方案.江蘇：鳳凰出版傳媒集團江蘇文藝出版社，2008:29—34.86—91.150—153.

6. 陶弘景.生導引秘籍.北京：中國人民大學出版社，1990:36—58.

7. 趙德喜.五行養生法.長春：吉林科學技術出版社，2012:116—128.

| 第七章 |

五行補導養生

　　五行補導養生從系統的整體觀觀察事物，認為任何事物的內部都包含著具有木、火、土、金、水五種功能屬性的成分或因素，並且木、火、土、金、水這五個方面按照一定規律相互聯繫，形成這一事物的整體功能結構。

　　五行結構系統，透過與回饋機制相似的生剋乘侮關係，保持系統的穩定性和動態平衡，從而論證了人體局部與局部、局部與整體之間的有機聯繫，以及人與環境的統一，即人體是一個統一的整體。因此，注重人體的整體補養，可使食物營養均衡。

　　五行學說是中醫理論的重要支柱。五行補導養生具有指導養生和指導臨床實踐的實際意義。

◎ 身體的五行補導養生

　　五行補導養生理論要求我們必須注重身外的自然變化，順其自然，春天要對應五行中的木來養生，夏天要對應五行中的火來養生，秋天要對應五行中的金來養生，冬天要對應五行中的水來養生。

　　另外，因每個人的體質分別對應金、木、水、火、土，所以不同體質的人，在不同的季節裡，應該吃什麼，

不應該吃什麼，都應遵循科學合理的營養搭配原則。

（一）五行與五臟補導養生

現代人壓力大，生活、工作都很辛苦，難免有些亞健康症狀，例如腰痠背痛、口舌潰瘍、注意力分散等，現代人稱之為亞健康狀態。在亞健康狀態下，如果我們不注意調理，久而久之就會得病。

中醫認為只有遵循人與自然的和諧、五行平衡的原則，人才會健康長壽，才是真正的養生。

臟和腑是根據內臟器官的功能不同而加以區分的。

臟，包括心、肝、脾、肺、腎五個器官（五臟），主要指胸腹腔中內部組織充實的一些器官，它們的共同功能是貯藏精氣。精氣是指能充養臟腑、維持生命活動不可缺少的營養物質。

腑，包括膽、胃、大腸、小腸、膀胱、三焦六個器官（六腑），大多是指胸腹腔內一些中空有腔的器官，它們具有消化食物、吸收營養、排泄糟粕的功能。

人是個有機的整體，是以五臟為核心構成的一個極為複雜的統一體。人體以五臟為主，配合六腑，以經絡作為網絡，聯繫軀體組織器官，形成五大系統，身體裡的五行，即金、木、水、火、土，分別對應的是五臟的肺、肝、腎、心、脾和六腑的大腸、膽、膀胱、小腸、胃。

透過五行，中醫把人體的各種器官聯繫起來，並且通過五行的運動規律來觀察他們之間的關係，並應用到養護人體健康之中。

（二）五行與五臟六腑的對應關係表

五臟	六腑	五色	五行所屬
肺	大腸	白	金
肝	膽	青	木
腎	膀胱	黑	水
心	小腸	紅	火
脾	胃	黃	土

五行是運動的，人體的五臟也是運動的。那麼，我們怎麼把握這種運動，保持這種運動的平衡呢？這就要應用五行相生相剋的運行規律來把握了。

比如木生火，肝是屬於木的，心是屬於火的，木生火講的就是肝和心之間的關係。

肝在人體中主管人體的氣機和情緒。我們生氣、發脾氣，這些情緒問題其實是肝的問題。假如你生氣了，這時候會表現出心臟的跳動加快，為什麼會這樣呢？因為木生火，生氣代表肝的能量在增強，肝的力量增大以後，火的力量也會增大，心臟跳動就會加快。因此在這種情況下，我們僅僅調節心臟是不夠的，我們必須要調節肝臟的氣機，由舒肝理氣來平穩心臟的狀態。

另外，木剋土，肝屬木，脾屬土，當我們生氣的時候，很多人的胃口會出現問題，吃不下東西，正應了那句話「氣都氣飽了」。在這種情況下我們僅僅調節胃是不行的，必須調節好肝的狀態才能恢復胃的功能。

案例

郝女士，北京人，67 歲。面黃肌瘦，無精打采，精神恍惚。西醫診斷：腎萎縮。她是醫院的常客，只能靠藥物去維持，但沒有明顯效果。經朋友推薦來生遠堂調理。

我們首次為她調理時發現，她全身發緊，所有點按的穴位都會使她疼痛難忍。所有經絡存在嚴重問題，必須教會她閉目養神。

明確坐姿後讓她回家打坐 3 小時以上。在半個月調理期間有次發燒了，結果來我院調理了一小時後退燒了，通過這次調理她對閉目養神更加有信心了。她更加刻苦，日復一日，月復一月，持之以恆，由閉目養神兼經絡調理，一年後她感覺自己的肺、肝、心臟全都有明顯改善，全身的經絡疏通開了，她精神面貌煥然一新。然後再去醫院檢查，她身體的各種指標都正常了。她如獲至寶。在她的帶領下，全家人都在堅持練習閉目養神。

◯ 五行人的補導養生口訣

根據《易經》及《黃帝內經》五行學說的理論，結合膚色、體型、稟性、態度及對自然界變化的適應能力等，我們將人的體質歸納為木、土、火、金、水五種不同的類型。體質不同，養生方法也不同。因此五行養生就要先找到屬於你自己的體質對號入座，才能更好地保養自己的身體。另外，各種體質的人對季節的耐受性不同，根據

不同體質差異作養生調養就應有所側重。

下面我們就講一講這五種體質，大家可以對照著來看看自己是屬於哪一種的：

土行人：喜春夏厭秋冬，固腎養脾為根本，黑色、黃色食物最適宜；

金行人：喜秋冬厭春夏，固肝養肺為根本，綠色食物最合適；

木行人：喜春夏厭秋冬，固脾養肝為根本，多吃黃色和綠色食物；

水行人：喜秋冬厭春夏，固心養腎為根本，紅色食物為首選；

火行人：喜春夏厭秋冬，固肺養心為根本，白色食物要常吃。

1. 木行人的表現特徵：

木行人膚色蒼白，頭小，面長，肩寬，背直，身體瘦弱，手足靈活，有才能，勤勞，但體力不強，多憂慮。

木行人多在夜晚精神旺盛，胃腸消化功能弱，易產生抑鬱情緒，因此常會有心腦血管疾病。木行人多風氣，風性好動，易引動肝風內動而引發高血壓、腦卒中等，所以要注意靜養生及慢養生，以調整心態，防止風動。

木行人對於時令的適應，大多耐春夏不耐秋冬，感受秋冬寒冷之氣侵襲時易生病。在平時，木行人可以少量飲酒以加速血液運行，多吃一些蕎麥、大蒜、橘子等，烹調時要用植物油，限制食鹽的攝入，飲食要細軟易消化，盡量避免辛辣刺激食物。

2. 火行人的表現特徵：

火行人陽氣偏盛，皮膚多偏赤色，肩背寬厚，臉形瘦尖，頭稍小，身材勻稱，手足小，步履穩重，對事物理解敏捷，走路時肩背搖動。其性格屬於易怒型，愛思慮，有時會缺乏信心，但認識事物清楚，思緒有序。火行人的皮膚很容易燥裂，極易患感冒等疾病，易產生失望、悲傷等不良情緒，心肺功能較弱。

這種人對於時令的適應，大多耐春夏不耐秋冬，感受秋冬寒冷之氣侵襲時易生病。所以應注意心態調養，避免情緒過激，尤其避免暴怒生氣。

火行人要多保養心臟，因火氣通於心，最易傷害心臟，所以要多養心安神，常吃養心陰、清心火的食物，如蓮子、竹茹、竹葉、麥冬等。

3. 土行人的表現特徵：

土行人的皮膚偏黃色，面圓，頭大，肩背豐厚，腹大，腿部壯實，手足不大，肌肉豐滿，身材勻稱，步履穩重。他們的內心安定，喜助人為樂，不喜依附權勢，愛結交朋友。

性格上有些內向，忍耐性強，容易產生焦慮的情緒，睡眠不實，脾胃功能差，易患胃腸道疾病。

由於土行人體質濕氣偏重，對於時令的適應，大多耐秋冬不耐春夏，感受春夏之氣侵襲時易生病。平時宜食清淡、稀軟、易吸收的食物。宜多食蛋類、魚、蝦、豆製品等食物。蔬菜可多食番茄、芹菜、苦瓜、黃瓜、胡蘿蔔等。水果以桃、蘋果、梨為宜。

4. 金行人的表現特徵：

金行人膚色較白，方臉，鼻直口闊，體型比較瘦小，但肩背較寬，四肢瘦，動作敏捷，呼吸平緩，心胸寬廣，富有遠見，穩重自持，組織力強，為人敦厚，做事認真。金行人體質偏燥，燥易傷津，容易上火。

金行人對於時令的適應，大多耐秋冬不耐春夏，感受春夏之氣侵襲時易生病。在平時的飲食中應多吃潤燥生津之品，尤其要多吃潤燥的食物以保護肺，如藕、梨、百合、杏仁、枇杷、柚子、筍子、大米、銀耳，還可吃豬肺、核桃仁、鴨蛋、蜂蜜等。飲食切勿過冷過熱，建議早餐以粥為主。

5. 水行人的表現特徵：

水行人陰寒氣偏重，膚色偏黑，頭較大，腮部較寬，腰臀稍大，手指短，髮密而黑，體型較胖，偏矮，腹部較大，怕寒喜暖。為人多機智，靈巧，善辯，喜動，富於靈感，好幻想，喜自由，但容易多疑、嫉妒、孤僻、抑鬱、勞心多慮。

水行人對於時令的適應，大多耐秋冬不耐春夏，感受春夏之氣侵襲時易生病。在平時的飲食中，應適當增加能量，保證蔬菜、水果和奶類的充足供給為原則。肉類以牛、狗、鵝、鴨為主，蔬菜可食芹菜、黃花菜、韭菜、白菜等，還可吃核桃仁、栗子、山楂等。

案例

陳女士，九江人，60歲，有多年的風濕性關節炎。

先生因肺癌去世後，她總是感覺心胸不適，憋悶得厲害，不敢穿高領的上衣，痛苦不堪。

2010 年患者在上海工作期間，經朋友介紹結識了生遠堂張海生博士。張博士推薦她習練閉目養神，當時她半信半疑，抱著試試看的態度開始練習閉目養神，每天上午一次，下午一次。半個月的工夫，胸悶的症狀就緩解了。她懷著喜悅的心情不斷堅持，打坐也已習以為常了。每天晚上 10 點鐘睡覺，凌晨 4 點鐘醒來就打坐，一直到 6 點多，並結合師兄們為她經絡調理，兩年的時間風濕病和臉上的老年斑消失了。現在她已成為一名出色的調理師。

◎ 平衡五行，調和五臟

（一）五臟食療與飲食宜忌

五臟食療有飲食宜忌，既要知所宜，又要知所忌，否則就不能收到防病治病的效果，還可能導致意外。例如：感冒吃人參會死人，人參+維生素=砒霜等。

另外，患者的飲食也有宜忌，如陰虛忌食薑、羊肉等食物；濕熱忌食飴糖、蜜、豬肉、奶酪等食物；脾虛中寒忌西瓜、李、田螺、蟹、蚌等食物；喉疾及瘡瘍忌蒜、蟹、雞蛋、芥等食物。

案例

郭女士，北京人，38 歲，某公司老總。多年的婦科病（子宮肌瘤）一直困擾著她。多家醫院建議手術治療，

她拒絕了。她選擇中西醫結合治療，可是肌瘤不僅沒有得到控制，反而越長越大了。她心急如焚，精神瀕臨崩潰，已無法安心工作。從同事那裡聽到閉目養神可以活血化瘀，她彷彿找到了救星。

2010 年 10 月她正式來到生遠堂做中醫經絡調理，還購買了閉目養神方面的資料，開始練習閉目養神，每天 3 個小時。經過 3 個月的練習，閉目養神不僅改善了她的精神狀況，而且子宮肌瘤明顯縮小了。

受到她的影響，家裡小至 18 歲、大到 80 多歲的親戚每天都在堅持打坐靜養。令她感觸最深的是她的小姨。小姨因 22 年前腰和腿都受了傷，二十多年來只能拄著雙拐走路，醫院給予的治療方法對她的病沒效果。

小姨從 2011 年春節開始練習閉目養神，每天堅持打坐兩個小時。同年 4 月初的一天早上，小姨突然覺得腿有勁了，不用拄拐就真的能走路了。

（二）五臟食療圖譜

五行	土	水	火	金	木
五臟	脾	腎	心	肺	肝
五色	黃	黑	紅	白	青
五味	甘	鹹	苦	辛	酸

穀畜果蔬	粳米 牛肉 棗 葵菜黃豆 玉米 小米 胡蘿蔔 木瓜 金桔 橙子 檸檬 芒果 山藥 （土生金）	大豆 豬肉 栗子 大豆汁 （藿） 黑豆 芝麻 紫米 黑木耳 茄子 紫菜 桂圓 栗子 烏梅 海帶 藍莓 靈芝 五味子	麥 羊肉 杏 薤（野 蒜）大棗 紅豆 南瓜 番茄 蘋果 櫻桃 葡萄 枸杞 酸棗仁	小米 雞肉 桃 蔥豆腐 百合 藕 馬鈴薯 冬瓜 菜花 蓮子 椰汁 白葡萄 大蒜	芝麻 羊肉 李 韭菜菠菜 青椒 生菜 黃瓜 芹菜 荷蘭豆 綠豆 奇異果
花飲	丁香花蕾		牡丹 荷花	玉蘭花 建蘭花 百合花 米蘭花 芙蓉花 杜鵑花 茉莉花 金銀花	月季花 玫瑰花 芍藥花 山茶花 桂花 海棠花 菊花 梅花 槐花
病後禁忌	忌酸	忌甘	忌鹹	忌苦	忌辛

◎ 靜養變換手勢，調理不同臟腑

靜養了一段時間後，閉目養神的時間可以逐漸延

長。打坐的時間長，調理的時間就長。此外閉目養神過程中可以閉目喝水、適當活動等，但最好不要睜眼。

手是人體手三陽、手三陰之終點，與奇經八脈緊密關聯，手勢的改變可以調節奇經八脈及其相關的臟腑，促進自身氣血的運行，從而調節人體的肺循環和體循環，促進人體與大自然氣息的交換與和諧。

下面我們列出十種手法以針對不同臟腑進行補充和調養。

手勢一：調節心肺

兩手心自然合掌置放在胸前，此手勢使得人體手三陰、手三陽自然閉合，必須在靜養一個小時以上方可使用，可以調節心肺，綜合促進五臟六腑的功能。

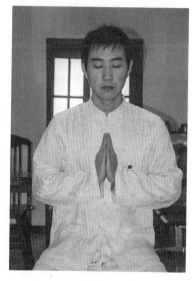

手勢一

案例

杜先生，46歲，在外貿部門工作。患牛皮癬（從頭到腳遍佈全身）多年，經各大醫院多方治療，均無明顯效果。多年的病患給他的生活和工作帶來了極大的痛苦和困惑。

就在他最焦慮和最無助的時候，經朋友介紹，開始

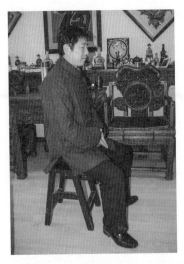
手勢二

練習閉目養神。

開始打坐期間他又是嘔吐又是腹瀉，渾身劇癢，已到了常人極度難忍的程度，這實屬排毒的過程。經過六十多個日日夜夜與疾病頑強鬥爭，他終於把折磨多年的病患清除了。閉目養神給他和他的家人帶來了快樂。

手勢二：調理腸胃

兩手食指、拇指相接，其他三指自然彎曲，必須在靜養1個小時以上方可使用，可以治療腸胃疾病。

案例

葉女士，天津人，60歲。胃病多年不僅不見好轉，反而越來越重，經醫院診斷為胃癌，當時全家人都精神崩潰了。經朋友推薦開始練習閉目養神。

她抱著試試看的態度，死馬當成活馬醫吧。當天練習就坐了5小時，後來每天堅持靜養，從不間斷。半個月後患者疼痛開始有了好轉，她和家人非常高興。這下她信心百倍，堅持每天打坐8小時。月復一月，她打坐靜養堅持到1年多工夫，病痛消失，感覺良好，醫院檢查指標正常。經由她的不斷努力，多年的病症痊癒。現在已經六十

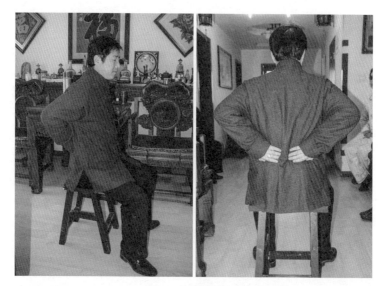

手勢三

多歲仍在堅持打坐靜養。閉目養神使她容顏煥發了青春，讓人看上去就像四十多歲的人。

手勢三：補養腎臟

靜養 10 分鐘後，兩手搓熱捂在腰部和腎臟部位 10 分鐘，然後兩手自然放在大腿靜坐 10 分鐘。再搓熱後捂在腰部 10 分鐘。如此重複 3 次即可收姿。

此手勢可以治療腰疼、腎寒及各種腎病。

手勢四：治療腰腿痛及抽筋

閉目靜養 10 分鐘後，兩手抓伸 10 分鐘左右，每次靜養可以抓伸兩三次，可以提高肝臟功能，治療腰腿痛和抽筋等疾病。

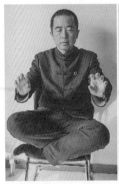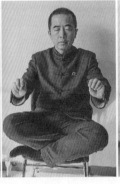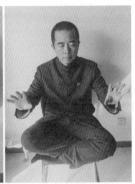

手勢四

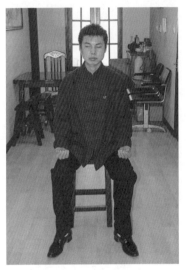

手勢五

手勢五：補益氣血

閉目靜養 1 小時以上，可以兩手攢拳放在大腿上，拳心向上，可以提升陽氣補益氣血。

手勢六：調節血壓

靜養 1 小時以上，可以兩手握鬆拳，拳心向下，此手勢可以治療高血壓。

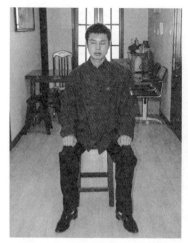

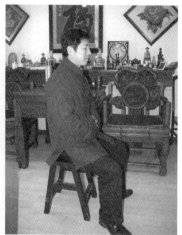

手勢六　　　　　　　　手勢七

手勢七：調節肝脾

靜養 10 分鐘以上，男子可以左手在下，手指朝右；右手在上，手指朝左；兩手上下相疊，兩拇指相對不相碰，置放在腹前氣海穴（**女子右手在下、左手在上**），可以治療腹部的寒痛、脹等疾病。如果兩手置放在腹前，可以補中益氣，治療肝脾不調和中氣不足等疾病。腋窩處不要夾緊。靜養收功前兩拇指可相碰。

手勢八：治療頭疼

首先靜養 5 分鐘，然後用左手掌心揉百會穴 2~3 分鐘，搓熱為好。靜養 5 分鐘，換右手再揉 2~3 分鐘。再靜養 5 分鐘換手。

如此反覆換手揉百會，次數越多效果越好。

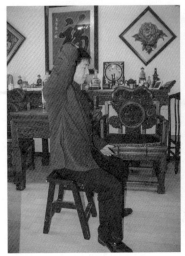 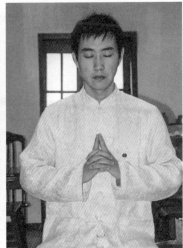

手勢八　　　　　　　　　　手勢九

手勢九：清理肺經及大腸經

兩手中指、無名指和小指交叉，其他手指指尖相碰，大拇指向下，食指向上置放在胸前，此手勢必須靜養在 1 小時以上方可使用。

案例

劉先生，內蒙古人，55 歲。四四七廠職工。由於多年從事煉鋼高溫作業，接觸各種有害氣體，加之受熱受寒，1987 年得了一身牛皮癬，到處求醫看病，花了幾萬元，也沒有治好。當時全家人都為這難治癒的病症迷茫困惑。常年接觸渣罐中的有害氣體，總是噁心不舒服。

1996 年診斷為喉癌，因無法進食，只能喝牛奶。當

時已沒有活下去的勇氣，心灰意冷。嚴重的病患給他本人帶來了極大的痛苦。

正在百思不得其解的時候，經人介紹說有一種中醫打坐靜養的方法，能促進血液的加速循環，可以增強人體的免疫力，調節人體臟腑的陰陽虛實，還能提高腎臟功能，活血化瘀。他毫不猶豫地來北京生遠堂接受診療，想試一下。

他非常刻苦，夜以繼日，每天堅持閉目養神 1~2 小時，20 天後有所改變，一個月後有所好轉。透過調理師的治療和用藥及自己每天四五小時的堅持靜養，一年後基本痊癒。在大家的共同努力下，僅用一年半的功夫，皮膚病、喉癌痊癒。現在他已成為一名出色的調理師。

目前他的身體狀況特別好，正在為他人做調理服務。他常常告訴人們：願天下人都來嘗試中醫靜養──閉目養神的方法，讓我們有一個好的身體，為我們的家庭和社會多做貢獻。

五毒（怨、恨、惱、怒、煩）的五行調養

人在世界上生活，其屬性具有自然性、生存性和社會性，也就是說，人離不開自然環境，離不開維持生命的飲食，同時也離不開與人交往的社會。只有做到起居有常（與自然相適應）、飲食有節（適度的飲食）、倫常有義（良好適宜的人際關係，「義」者「宜」也），才會擁有真正意義上的健康。反之，人一旦與天（環境）、地（飲

食）、人（倫常）失和，就容易生病。

《黃帝內經》中說：「天食人以五氣，地食人以五味。」此處應加上一句「人食人以五毒（怒、恨、怨、惱、煩）」，與天失和就是與環境中的五氣失和，與地失和就是與飲食中的五味失和，與人失和就是社會、家庭中的倫常失和，而倫常失和常常會引發情緒失衡，導致怨、恨、惱、怒、煩的產生。

解決這些失和的總原則就是「損有餘而補不足」（《老子‧七十七章》）。有餘（太過）損（瀉）之，不足（不及）補之。「失和」的問題一旦解決，人就可以恢復健康的身體。

五毒與五行的對應

三才	健康的原則	病因與對治	木	火	土	金	水
天	起居有常（適應環境）	與天（環境）失和（五氣）	風	暑	濕	燥	寒
	治療的基本原則	補（不及）	寒者熱之，熱者寒之				
		瀉（太過）	寒者熱之，熱者寒之				
地	飲食有節（適度飲食）	與地（飲食）失和（五味）	酸	苦	甘	辛	鹹
	治療的基本原則	補（不及）	辛	鹹	甘	酸	苦
		瀉（太過）	酸	甘	苦	辛	鹹

	倫常有義（適宜人倫）	與人（倫常）失和（五毒）	怒	恨	怨	惱	煩
人	治療的基本原則	補（不及）	找別人的好處（取陽）				
		瀉（太過）	認自己的不是（拔陰）				

案例

　　張女士，57 歲。十幾歲時候在農村下地幹活就患了風濕病，婚後生完孩子就腿疼，不到 30 歲就患有美尼爾氏綜合徵、風濕性關節痛、神經性過敏皮炎（著急或招風就會在手臂和胸背部起難皮疙瘩）。常備西藥撲爾敏和非那根。因體寒，夏天不敢吹風扇，出汗都是涼的。經吃中藥、針灸等多方面治療無明顯效果。

　　1994 年初受丈夫的影響開始習練閉目養神，每天打坐一個半小時。幾個月後症狀得到了改善。也就兩年的時間，她所有的病症不知不覺地消失了，她興奮地說：「閉目養神真是太神奇了！」

○ 調治都市病

　　靜養之所以可以治療各種疾病是因為靜養可以促進機體的免疫功能，加強各大系統的組織功能、能量代謝，加速癌細胞的死亡，其中精神因素是主導因素。靜養正是調動上述各種因素向癌症作鬥爭的有力手段。精神和感情

因素對所有疾病的發生和治療都起著重要作用。

練功初見成效後，習練者應該把靜養看得如同自己生命一樣重要，視雜念如同害命的敵人，因而放棄雜念一心練功，數月甚至數年如一日地堅持練習，這樣體內正氣逐漸充實，由於「正氣內存，邪不可正」，最後可使各種疾病消失。

（一）肝病

肝是儲藏血液的主要器官，有調節血量的功能。同時肝臟還有耐受疲勞和抵禦外邪的功能，以及疏洩條達五臟之氣的作用。

不同於帶有很強意念性的冥想，閉目養神要求排除一切外界干擾，放鬆心情，使大腦處於靜止、放鬆狀態，無所思念，無所顧慮，即可養護肝臟，提神醒腦。飯後閉目護肝、消食。

吃完飯後，身體內的血液都集中到消化道內參與食物消化的活動，如果再行走、運動，又會有一部分血液流向手足，肝臟則會出現供血不足的情況，肝臟正常的新陳代謝活動就會受到影響。因此飯後閉目養神 20 分鐘，能保養肝臟，促進消化。

頭是「元神之府」，目乃「合靈之窗」，自古很多醫學家都主張「養生貴在養神」，而經常排除雜念、思想專一、靜養心神、閉目靜養是調養精神的一種簡便易行，又收效明顯的保健方法。

（二）心腦血管病

心在五臟六腑中占主導地位。它的主要功能是主血脈，即管理血液在脈管內的循環運行，並向各組織器官輸送養料以維持其正常的機能活動。同時心又主神明（即精神、意識、思維活動）。藏象學說所說的心，不僅包括解剖學裡所指的心臟，還包含著腦的皮層活動，所以說心是臟腑中最重要的器官。

我表姐是牡丹集團的工程師，16 年前作過一次全面的體檢，發現是肝硬化、腦血管栓塞、冠心病等，後來通過服用、注射特效藥雖然腦血管的問題減輕，但又嚴重地傷到肝腎，造成心臟供血嚴重不足，身體多次瀕臨死亡的邊緣，在醫院裡曾經三次心臟停止跳動，都是依靠電擊搶救過來，身體虛弱到了極點。因為怕她隨時會死亡增加醫院的死亡率，各醫院都不再收留她了，只能回家。

那個時候見到她，感覺都不認識了。40 歲的她身體異常虛弱、瘦小，兩腿走起路來像 70 歲的老太太一樣，一點力氣都沒有。16 年來她一直堅持閉目養生，也經歷了很多的痛苦，如靜坐中打嗝、流眼淚、頭暈等，把身體素質不斷提高，身體越來越好，過去是單位報銷藥費最多的人之一，後來幾乎不花單位的藥費。多年來家庭、生活、工作也都獲得了長足的進步，幾年前從單位退休還分到了一套住房。

2007 年 10 月，一個同門師姐的表嫂，被西醫拍片子確診為「腦幹瘤」，要動手術切除，因為一次性要繳納二

十多萬元，所以到處借錢。借到我那位師姐的時候被師姐給攔住了。

師姐請我的老師給她的表嫂號脈診斷後，老師認為患者並不是真正的瘤子，是由於肝氣不舒造成的氣滯血瘀。通過吃腦立清 10 天，然後配合閉目養神。

10 天後再去檢查，「瘤子」消失了。時至今日她每天堅持靜坐養生，一直都非常健康。所以片子上的陰影是由某些軟組織或經絡的氣滯造成，只要適當調理就可以消除，從而避免了大量的資金浪費和隨之而來的無窮痛苦。

案例

寧某是包頭四四七廠工人，身體一直不好，頭暈頭痛，渾身沒有力氣。有一次突然嘴歪眼斜，診斷為腦中風，住院也沒有治好，也上不了班。

聽說閉目養神後，寧某開始嘗試練習，每天 1~2 小時，十多天後中風就有所好轉。3 個月後，面部恢復正常，身上有了力氣了，頭也不痛了。

（三）肺熱

肺的主要功能是主氣、司呼吸，主體內外氣體交換的通道。另外，肺主治節，朝百脈，輔助心臟維持血液的正常循環。主肅降，通調水道，與脾腎共同完成水液代謝的生理機能。

我一個從事西醫工作的朋友請我給她姥爺（黃某，89 歲）診斷一下。當時黃某高燒數天不退，西醫用抗生

素和退燒藥等都無效，我診斷為肺氣虛（右寸脈結代），肝腎陰虛（脈細數），肝氣不舒，虛火上衝，後腦、頸椎和肩受風，兩腿經筋不舒。

建議在黃某膀胱經的肺俞、肝俞刮痧，並在腎俞和委中穴拔罐各 10 分鐘，第二天燒即退。巧合的是我給朋友家祖孫三代都測過病，朋友媽媽和朋友的肝胃不和（脈沉弦緊）、肺腎陰虛（脈細數）的問題，與朋友姥姥、姥爺的疾病非常類似，脈象也非常接近。

（四）飲食起居不調

中醫有「飲食自倍，脾胃乃傷」「膏粱之變，足生大疔」的理論，說明儘管由後天脾胃化生的水穀精微可以成為臟腑活動的物質基礎，但是，如果過食肥甘厚味，或是進食量超過了脾胃的負擔，可使脾胃受損，導致疾病。這就是提醒人們不要偏嗜或過食。

我的 MBA 校友王某，男，29 歲，肚子大得已經跟五六個月身孕差不多了，雖然目前還未發現重大疾病，但每天已經感覺異常疲勞了，他自己說每天吃三頓飯，中午、晚上和凌晨 12 點分別進一次餐，然後一兩點鐘睡覺。如此的生活習慣長期下去就會嚴重傷害肝膽和脾胃，影響人體造血和消化吸收功能。

今年五月我跟迪信通集團公司陳某、騰訊集團的馬某一起去無錫調研考察。陳某與馬某兩個人都是國內營銷領域的頂尖高手，又都為三四十歲的青壯年，正是事業蓬勃發展的大好年齡。在無錫的時候他們經常整宿不睡覺，

徹夜長聊，兩個大男生的腎脈沉弱緊，虛寒之氣幾乎跟更年期的婦女差不多，身體預後很不好。這就是長期熬夜、顛倒陰陽造成的。

曾經有一對夫妻帶著自己 19 歲的兒子找我問病，他們的兒子剛剛上大學，臉色發黑，令我也沒有想到的是，他剛剛上大學兩個多月，就出現明顯的心臟供血不足，這跟他過去幾個月不能正常起居、正常飲食有非常密切的聯繫。

《黃帝內經》給我們開出的治療的方法是：「上古之人，其知道者，法於陰陽，和於術數，食飲有節，起居有常，不妄作勞，故能形與神俱，而盡終其天年，度百歲乃去」和「虛邪賊風，避之有時」，而其中的「和於術數」就是我們這裡倡導每天進行至少 30 分鐘的閉目養神自然療法。

案例

梁先生，53 歲，河北人。20 世紀 80 年代患神經衰弱、腰肌勞損，吃藥多年，胃伴有潰瘍，每天夜裡痛得厲害，每當痛起來的時候就得跪在床上，實在難忍的時候只能用熱水瓶滾壓才能緩解疼痛。平時水果不敢吃，涼的食物不敢碰，硬的不敢吃。

1994 年初正處在無奈之時，經親屬介紹患者開始習練閉目養神，每天打坐一個半小時。經過一段時間的練習，患者睡眠得到了改善，打坐堅持到兩個多月的時候，胃病好了。經過不到一年的練習，患者感覺腰肌勞損病症不知不覺消失了。

◯ 癌症防火牆

　　癌症的病因與發病機理，迄今尚未完全闡明，但中醫學認為發生癌症與機體抗禦疾病能力（正氣）的虛弱有密切的關係，如《黃帝內經》早就提出「正氣存內，邪不可干」「邪之所湊，其氣必虛」。《醫宗必讀》謂：「積之成也，正氣不足，而後邪氣踞之。」說明正氣虛損是形成癌症的內在原因，認為癌症是全身性的疾病，而癌灶只是全身性疾病的局部表現。

　　其實人們常說的癌症無非都是由於寒、熱、虛、實、氣等原因在漫長歲月中積累而形成的，透過每天至少2個小時以上的閉目養神完全可以促進血液循環，使氣機通暢，最終起到活血化瘀的功效。實現初期目的後再配合自信、樂觀的態度就一定可以取得良好的療效。

　　特別對於萌芽階段的癌症，不要驚慌和悲觀，保持精神上的自信和放鬆，再適當配合相應的藥物，數月之後癌症會有一定的改善，長期堅持還可能治癒。

　　很多人都認為癌症是患者身體局部病變，而根本沒有認識到人的思想和精神因素與癌症發生的關係。確切地說，一個人生病，應該是整體，包括人的軀體、精神和感情多方面的因素造成的。精神和感情因素對癌症的發生和治療都起著重要作用。

　　凡練閉目養神治療癌的病人，要樹立起治癌的十足信心和樂觀的處世態度。靜坐初見成效後，習練者應把練

功看得如同保持自己生命一樣重要，要放棄雜念一心練功，數月甚至數年如一日地堅持練習，這樣體內正氣便可逐漸充實，「正氣內存，邪不可正」，最後必然使癌症奇蹟般地消失。

（一）每個人都有癌基因，預防轉化是核心

近 40 年來，現代醫學對癌症研究的最大收穫是發現了癌基因。發現癌基因之初科學家們曾經欣喜若狂，以為找到了根治癌症的鑰匙，可是當打開這個神祕匣子一看，裡面還有兩個匣子，再分別打開，發現裡面有更多的匣子。結論是我們每個人身上都有無數的癌基因，可以說癌是與生俱來的，而且是正常細胞轉化而成的。

因此防止這種細胞轉化應該就成為預防和治療癌症的核心，但令人遺憾的是我們似乎無法發覺這種悄然無聲的轉化，只有它們已經變成徹頭徹尾的癌細胞時我們才能發現，但那時通常為時已晚。

所以我們每個人應該仔細回顧一下自己祖輩和父母有過哪些疾病，哪些疾病可能會將遺傳基因傳遞給我們，回顧一下自己小時候的身體狀況，及時採取相應的預防和保健措施，這樣才可能推遲或者移除癌基因的發病可能。

（二）癌症的精神因素

早在兩千多年前人們就懂得了精神調攝在養生中的重要性。《管子·內業》曰：「憂鬱生疾，疾困乃死。」《呂氏春秋》裡有「病之留，惡之生也，精氣鬱也」的記

載。《黃帝內經》則著重從形神、情志等方面進行了論述。現代醫學研究也表明，精神活動能影響生理活動，心理因素能在一定程度上改變機體的形質。

人的思想和精神因素與癌症發生是有著密切關係的。確切地說，一個人生病，應該是整體，包括人的軀體、精神和感情多方面的因素造成的，所以精神和感情因素對癌症所有疾病的發生和治療都起著重要作用。數月甚至數年如一日地堅持靜養，這樣體內正氣逐漸充實，最後就會使癌症奇蹟般地消失。

閉目養神既可提高非特異性細胞免疫功能，又能增強特異性細胞的免疫功能，還可提高體液免疫功能，加上練功後唾液的增強，這些都能調節和增強機體的免疫功能，從而發揮閉目養神治病強身和抗衰老的作用。

案例

程某，煉油廠職工，不到 60 歲，被醫院診斷為骨癌。患病當年，右腿膝蓋以下開始只是疼痛，後來從裡向外大面積潰爛，皮下有豆腐渣樣爛肉，每隔十來天都會有很多膿水從創口流出來。他不能走路，真是生不如死。當時被醫院診斷為骨癌時，專家會診準備截肢，他死也不干，堅持要保守治療。

經好友引薦採取閉目養神自然療法治療自己的疾病。他感到有了救命的良方，開始專心打坐。每天都要坐上 6 至 8 小時。在排病過程中，他感到疼痛難忍，咬緊牙關，為儘快打通經絡，避免死灰復燃，他越疼越坐，除去

吃飯休息外，就是打坐，時常整天整宿打坐。

隨著打坐靜養的不斷深入，他的腎本不斷加強，3 個月的時間奇蹟出現，不知不覺中傷口癒合，他可以走路了。去醫院檢查癌細胞消失，他和家人高興極了，同事們也為他喝采。他繼續堅持，刻苦打坐 20 個月病症痊癒，還成為弘揚閉目養神自然療法的帶頭人。在他的影響下許多同事也開始向他學習打坐。

參考文獻

1. 趙德喜.五行養生法.長春：吉林科學技術出版社，2012.10:116—128.

2. 黃明達.圖解彭祖養生經.北京：九州出版社，2010.6：290—296.310—319.

3. 【英】薩利比爾.醫生不懂的長壽祕密.北京：中國社會出版社，2004：2—20.86—98.

4. 鄧鐵濤.心主神明論的科學性【J】.新中醫，2003,35（3）：64—65.

5. 大隱.如皋長壽方案.江蘇：鳳凰出版傳媒集團江蘇文藝出版社，2008:29—34.86—91.150—153.

| 第八章 |

開啟智慧的方法
——閉目養神

閉目養神可以改變人體能量代謝狀況，使能量消耗減少，促進合成代謝，加強細胞生理功能，從而延緩衰老，改善呼吸系統、循環系統、神經系統、消化系統、內分泌系統、泌尿系統、血液系統等的功能，起到防病延年的抗衰老作用。

唐代藥王孫思邈說：「古之善為醫者，上醫醫國，中醫醫人，下醫醫病。」所以，透過學習閉目養神可以首先實現健康的目的，老年人可以作到身心舒爽，不拖累人；中青年還可以開發智慧，培養治國和經營事業的能力，最終達到人與自然、社會的和諧。

◯ 儲能量，促健康

現代醫學科學創造了許多先進療法，但對於機體中極其細微的微循環系統和微神經系統，及其伸向組織、臟腑最深層的疾病，往往是收效甚微，或極難根治。而這個難題的解決，恰恰是閉目養神的優勢所在。鬆靜的層次越深則功態的境界越高，僅此而論，鬆、靜、自然可謂指導閉目養神習練的基本規律。

初練習者要做到什麼也不想不是件容易的事，這是一種普遍現象，切不可急於求靜而用心去降心，用意去伏意，這樣反而會造成思想緊張。

要做到鬆、靜、自然，第一步要做到周身放鬆，不緊張，不拘束，感到非常舒服；

第二步要做到心無雜念，不管過去、現在、未來的瑣事，大腦完全休息；

第三步要做到入於混混沌沌的狀態，內不知有身心，外不知有世界，做到入靜狀態。

這三步（也叫三個層次）要逐步進行，不能強求，對絕大多數人來說，能逐漸做到第一、第二步就不錯了，第三步作為目標、標準去努力。第三步，才算真正做到「忘我」的入靜狀態。

（一）身體鬆靜，順乎自然

放鬆、入靜是閉目靜養的基本要求，它既不等於一般的休息，又不能理解為解乏和鬆弛。靜坐過程實際上是在為機體組織細胞及各種體液進行生理活動提供自然狀態。鬆、靜是閉目養神鍛鍊的基礎，因為放鬆可產生多重效應及綜合作用，例如：寧靜效應、聚能效應、疏通效應、特異效應等。

由鬆而靜，鬆與靜相輔相成，互為作用。鬆見諸於身，靜見諸於心，鬆是靜的基礎，靜是鬆的效果；機體一旦放鬆，內心便立即產生寧靜之感，謂之「體鬆心方靜」；靜是練精化氣，進而還神、還虛的先決條件，是印

合、溝通宇宙及萬事萬物的鑰匙，也是人體小宇宙同自然大宇宙「天人合一」的根本形式。

鬆與靜的關係密切，全身放鬆能促進入靜，而入靜後，也必然呈現全身放鬆，故兩者是相輔相成的。首先要伴隨著全身肌肉放鬆，使整個身體有一個舒適鬆快的感覺，同時還要消除緊張狀態，達到精神意識的放鬆。

所謂靜，是指相對安靜而言，在呼吸方面出入無聲，體會悠閒自得；在意識方面強調放鬆心情，排除雜念，最終達到入靜。總之，鬆靜自然是練功的關鍵，掌握得好，可以迅速獲得良效，掌握不當，往往會出偏差。

（二）心情舒暢，不意守

在閉目養神過程中必須強調情緒平穩，心情愉快，這樣才能促進健康，消除疾病，每次做功後都會有舒適和欣快的感覺。靜坐過程中的「不意守」是符合醫學道理的，因為如果精神高度集中（意守）於某個部位或經絡的循行，而突然外邊有什麼響動，就會產生驚功，就容易出現瘀血，導致出偏。

出偏是一種病態現象，也往往表現在經絡的堵塞，所以靜坐過程中必須注意不要意守，這樣就不會出偏了。工作繁忙的人可以把手機、電話放在手邊，靜坐中也可以在功態下閉著眼睛接電話，通話結束後再繼續靜坐。

（三）面帶微笑，美容養顏

「面帶微笑」是練習閉目養神的一個主要環節。中

醫閉目養神要求練功者入靜，全身放鬆、精神愉快、情緒平穩，這樣才利於入靜。

面帶微笑則是鬆靜的前提和具體表現。面帶微笑可以鬆開面部肌群，促使唾液腺分泌津液。經專家研究證明，口腔唾液腺分泌的唾液裡含有一種重要成分——表皮生長因子（EGF），其進入胃腸道，具有保護胃黏膜、營養上皮細胞、減少胃酸分泌、促進細胞再生作用。

面帶微笑是發自內心的微笑，只有內心光明磊落，才能經常笑容滿面。只有大腦接收到愉快的信號刺激時，顏面表情的笑肌才會立刻放開，出現笑的表情動作。面部放鬆，其他肌肉才會相繼放鬆，才會更好地達到放鬆入靜的功效。

閉目養神具有的美容養顏及抗衰老的獨特效果，已逐漸被人們所接受並得到廣泛的應用。靜坐中的調身、調息和調心具有促進機體免疫功能，以及促進各大系統中組織細胞能量代謝的作用。

◎ 養出清醒的頭腦

中國傳統文化主張「煉精化氣，煉氣化神，煉神還虛」，在精、氣、神三寶中，養神尤為重要。莊子提出「恬淡寂寞，虛無無為」才是「天地之平，而道德之質也」的觀點，從而得出了「純粹而不雜，靜一而不變，淡而無為，動而天行，此養生（神）之道也」（《莊子·刻意》）的結論。順著老莊哲學開啟的這條思路，後代的養

生家無不提倡「養靜為攝生首務」。

　　經常有人會問，為什麼這樣一個簡簡單單的每天閉目靜坐 30 分鐘，就能起到強身健體的作用？道理在哪裡呢？清代大養生家曹庭棟在《老老恆言‧燕居》裡說：「養靜為攝生首務。」書中仔細分析了前人的靜養思想，從實際出發，給「靜神」賦予了新的內容，提出「心不可無所用，非必如槁木，如死灰，方為養生之道」。

　　他主張神宜相對的靜，認為神不用不動固屬於靜，而且用之不過，專一不雜，動而不妄動，同樣具有靜的意義。所以「靜神」即清靜以養神。

　　清靜一般是指精神保持淡泊寧靜的狀態，因神氣清淨而無雜念，可使真氣內存，達到心神平安的目的。社會調查發現，凡經過重大精神挫折、思想打擊之後，又未得到良好的精神調攝，多種疾病的發病率都有明顯增加。由於神有任萬物而理萬機的作用，故神常處於易動而難靜的狀態。

　　那麼如何做到「靜以神藏」呢？

（一）心靜則頭腦明

　　中醫理論所講的神，是指人的精神思維活動，包括神、魂、意、志、思、慮、智等，主宰著人體生命活動的盛衰。《黃帝內經》說：「得神者昌，失神者亡」。因此，養生以求健康長壽，關鍵就在養神。

　　中醫閉目養神即每日至少閉目靜坐 30 分鐘，放鬆身體和心情，主要包括練意和練氣兩方面的內容，相當於古

代的靜坐、吐納、調息、服氣等方法，其中的練意（又稱調心），即是放鬆心情，調整精神狀態，以達到促進神氣入靜的作用。故《黃帝內經》中說：「呼吸精氣，獨立守神」。《養生四要》也說：「人之學養生，日打坐，日調息，正是主靜功夫。但要打坐調息時，便思要不使其心妄動，妄動則打坐調息都只是搬弄，如何成得事？」

閉目養神是以靜神和調氣為主要目的的一種鍛鍊方法，而靜神又是閉目養神鍛鍊的前提和基礎，因此常練閉目養神有清靜神氣的作用。

（二）抑目靜耳不累神

眼、耳同為人體五官，是神接受外界刺激的主要器官，其功能受著神的主宰和調節。目清耳靜則神氣內守而心不勞，若目馳耳躁，則神氣煩勞而心憂不寧。

閉目養神倡導大家每天閉目靜坐 30 分鐘，眼睛要自然閉合，由於「目不亂視，神返於心，乃靜之本」，眼睛的自然閉合即垂簾，會使眼部穴位放鬆，鬆則氣血充足，也有益於眼睛的保護等。老子曾說：「五色令人目盲，五音令人耳聾」，此即是說濫視妄聽，則會使耳自過用不清，而耗傷神氣。

老人由於閱歷萬千，思慮易起，故神更是易動難靜。《千金翼方・養老大例》針對老年人這一特點，強調指出：「養老之要，耳無妄聽，口無妄言，身無妄動，心無妄念，此皆有益老人也。」抑目、靜耳二者，對於神氣來說，抑目尤為重要，因為「目之所致，心亦至焉」，說

明了目視累心動神，所以靜神必先抑目的道理。

　　當然，目不可以不視，耳不可能無聽，關鍵在於不要為了滿足私慾而濫視妄聽，使神氣不寧。

（三）凝神斂思聚精神

　　《素問》曰：「靜則神藏，躁則消亡。」養神的重點是清靜，清虛靜定，使神氣內藏而不外洩、不外耗，人體的生命活動才正常，不易生病，才能延年益壽。正如孫思邈在《千金要方·道林養性》裡所云：「多思則神殆，多念則志散，多欲則志昏，多事則形勞」。

　　現代人都在巨大的工作、生活壓力下奔波終日，精神和思想高度緊張，不能放鬆下來，疾病也就隨之而來。《醫鈔類編》說：「養心則神凝，神凝則氣聚，氣聚則形全，若日逐攘擾煩，神不守舍，則易於衰老。」

　　從養生學角度而言，神貴凝而惡亂，思貴斂而惡散，凝神斂思是保持思想清靜的良方，與呂洞賓道長提倡「寡言語以養氣，寡思慮以養神」的養心斂神方法有異曲同工之處。

　　當然，這種凝神斂思、保持清靜的養生方法，並不是無知無慾、無理想、無抱負，也不是人為地過於壓抑思想和毫無精神寄託的閒散空虛，因而它與飽食終日、無所用心的懶漢思想絕不相同的。

　　總之，心息則神安，神安則氣足，氣足則血旺，血旺則百病不生。《淮南子》也講：「夫精神志意者，靜而日充者以壯，躁而日耗者以老。」所以說，精盈、氣充、

神全，是養生長壽的根本，而調攝精、氣、神的關鍵又在於養神。靜養生之所以能成為巴馬和如皋老人的長壽法門，也就是因為它兼顧了精、氣、神的調養，把龜蛇長壽的奧秘發揮到了極致，用一個「靜」字讓人體小宇宙與外界大宇宙完全契合，最終達到人體的三元太和境界及長壽的目的。

○ 養神不避灸

「上工治未病」，體現了醫學的本質。成書於兩千多年前的《黃帝內經》明確而系統地提出未病先防、治在病先的醫學主張，開創了中醫「治未病」的獨特認識和精闢見解，在世界醫學發展史上影響深遠，至今仍代表著醫學的前沿學科和發展方向。

元代醫家朱震亨在《丹溪心法》中，專列「不治已病治未病」一節，明確提出明「攝生」以治「未病」，指出：「與其救療於有疾之後，不若攝養於無疾之先。蓋疾成而後藥者，徒勞而已。是故已病而不治，所以為醫家之法，未病而先治，所以明攝生之理。夫如是則思患而預防之者，何患之有哉？此聖人不治已病治未病之意也。」意思是有了病痛再救治，不如在沒有患病之前進行養生，要重視預防，未病先治。

（一）深刻理解「治未病」

中醫「治未病」不是未病先防那麼簡單，實際其中

包括了未病先防、既病防變和愈後防復等內容。未病先防，即在疾病未發生之前，採取各種措施，以防止疾病的發生；既病防變，指早期診治根據人體陰陽失衡、臟腑功能失調的動態變化，把握疾病發生發展與傳變規律，以防止疾病的發展與傳變；癒後防復，即在疾病初癒時，採取適當的調養方法及善後治療，防止疾病復發。

現代所謂的亞健康往往潛伏著健康危機，需要透過靜養的綜合治療來預防。很多年齡在 20 至 45 歲的人往往存在持續性或反覆發作的疲勞、低熱、咽喉痛、肌肉痛、關節痛、頭痛，以及心情煩躁不安、抑鬱等神經精神症狀為主的症候群。

患者睡眠紊亂，休息品質差，注意力不集中，健忘，此外，還有一定的心理障礙，如憂鬱、情緒緊張等。到醫院去檢查，又說不清是什麼病，這就是典型的亞健康。人們往往因為無法判斷它的確切疾病而忽視它，最終可能導致巨大的病痛，甚至猝死。

我們透過閉目養神的方法，可以促進先天之本的腎臟和後天之本的脾胃的平衡，滿足我們體內氣血供應，從而推動血液的加速循環，在靜坐過程中就可以起到預防疾病和挖掘體內潛伏疾病的作用，並衝擊潛伏的病灶，最終恢復健康。

為什麼有的人靜養後病好得快，有的人病好得慢呢？其實這是相對而言的。一般地說，對靜養深信不疑、對閉目養神比較敏感的、性格比較開朗、經常做好事、堅持天天練習的患者，病就好得快。其中對靜養是否相信是

個重要原因，因為只有相信才能接收好的訊息。如果對閉目靜養治病抱懷疑態度，遇事易怒，好生氣，斤斤計較，心胸狹窄，又不堅持練功，病好得就慢，治病的效果也往往不佳或沒有療效。

透過靜養病好了，指標正常了，身體也健康了，是否還要繼續練功呢？回答是肯定的，需要繼續練習。因為閉目靜養的鍛鍊，強健身體的效果是不能一勞永逸的，人隨著年齡的增長，機體會不斷老化，加上外界環境經常影響人的生理和心理，一些病菌、病毒對人體的侵害是無孔不入，只有堅持練功，才能不斷提高身體素質，增強免疫能力，確保身體健康。

另一方面，中醫經絡養生不僅僅是為了祛病健身，還要進一步開發智力，為人類、為社會服務。

此外，動養與靜養要相輔相成，有的人應以動養為主，靜養為輔。如有高血脂、高血壓、冠心病、肥胖遺傳基因的人，身體肥、血脂高、腰圍及腹圍超標的人應以動養為主，靜養為輔。反之，血脂不高，腹圍、腰圍正常，體重不超標，無高血壓、冠心病、肥胖遺傳基因的人，應以靜養為主、動養為輔或交替進行。處理好動養和靜養的關係，才能達到精力好又能延長壽命的最佳目的。

（二）扶陽長壽選艾灸

有一個治病的方法叫灸法，就是把點燃的艾草直接放在穴位上燒，並要燒到一定的數目為止。通常選三個穴位：

膏肓穴，主治人體的上部心肺及全身的病；

中脘穴，主治中上焦的病；

關元穴，主治中下焦的病。

中國傳統的治療方法叫「針石湯火」，這個「火」指的就是灸法。古代是拿灸法當作養生藥法來進行的，經常在身體的某些穴位去灸，可達到養生的目的。

很多疾病可以選擇灸法治療。但是灸法不是萬能的，也不是人人都可以用的，比如說氣血特別虛弱的人，就不適合選用。八九十歲的老人突然出現腹瀉，吃藥、扎針也不太方便時，就可以用隔薑灸治療。

膏肓是可以灸的，就是要患者趴在椅子背上，把整個背部露出來，找到膏肓穴，然後把艾炷放在上面，灸到一定妙處的時候，就像有一股熱水「嘩」地流下去的感覺，你會有一種從未有過的舒暢感。

我一個同學的母親，67 歲。2007 年 10 月份開始行動有些不便，需要專人照顧他。他母親的主要問題是心肝血虛（脈細弱）、脾腎陽虛（脈沉細）、膽囊摘除，有口渴尿頻等症狀。他母親堅持每天閉目養神 2 個小時左右，維持得比較好。他母親每天正常吃飯、起居，但遇到天氣變化和陰天下雨往往就會整宿睡不好覺。

我建議他每天給母親艾灸氣海穴、關元穴和雙側足三里各 10 分鐘，隔天艾灸膏肓穴、命門穴和腎俞穴各 10 分鐘。艾灸後他母親的睡眠馬上改善，陰天下雨和天氣變化也基本不受影響了，特別是消化吸收能力增強，大便開始正常，臉色也開始發光。

他母親能夠每天堅持閉目靜神，在靜坐過程中可以把身體內部的寒氣排出，也就不用擔心艾灸造成的「關門留寇」（把虛寒氣悶在體內而無法排出）的問題了。

宋代的醫學家竇才是一位倡導陽氣養生的大家，他強調「陽精若壯千年壽，陰氣如強必殆傷」，其中，尤以艾灸關元為重點。他認為，人在每年夏秋之交的時候要灸關元穴一千壯，也就是大概灸一個月的時間，便可以保持強健旺盛的精力和體力。年年如此，久而久之，便會使小腹丹田處時常像有一團火一樣溫暖，使人其樂融融。

當然由艾灸、附子等各種方法補足陽氣一定要對證，還要區分時間、地點和季節。人體陽氣的升發是陰陽平衡後自然形成的腎陽、脾陽作用的結果，不是單純靠外力或者服用溫熱藥就能使正氣充足的。

很多人都有這樣的經歷，服用一些大補的藥物後會出現流鼻血、燥熱等症狀，就是那些溫熱藥產生的副作用。補充人體陽氣要在身體陽虛的前提下使用，才能真正達到調節人體陰陽平衡、健康長壽的目的。

（三）無病自灸，保健長壽

艾灸是一種神奇的療法。艾灸療法的適用範圍十分廣泛，是古代治療疾病的主要手段。艾灸有溫陽補氣、溫經通絡、消瘀散結、補中益氣的作用。

用灸法預防疾病，延年益壽，在我國已有數千年的歷史。《莊子》記載聖人孔子「無病而自灸」，也是指用艾灸養生保健。

　　南宋紹興年間，有一個叫王超的軍人，年過九十還精神飽滿，肌膚豐潤，自言在年輕時師傅教他在每年的夏秋之交，於小腹部的關元穴，用艾條施灸千炷，久而久之，冬天不怕冷，夏天不怕熱，幾日不吃飯也不覺得餓，臍下總是像有一團火那樣溫暖，道理即在於土鹹磚、木鹹炭，千年不朽，皆火之力。

　　可見艾灸對培固人體陽氣的作用非常大。《神農本草經》記載：艾草有溫陽、暖宮、除濕、通筋活血的功效。關元、氣海和足三里是可以經常灸的。

　　病後喝酒、行房事，使精都瀉了，大小便都固攝不住，嘩嘩地往外流，這個時候用藥根本來不及，就要靠關元來收攝元氣，要麼重灸，要麼針刺。

（四）你也可以做的養生灸

　　關元穴是小腸的募穴，為男子藏精、女子蓄血之處，是足太陰脾經、足厥陰肝經、足少陰腎經與任脈的交會穴，故統治足三陰、小腸、任脈諸經病。古人說關元穴「主諸虛百損」，所有的虛證都可以使用關元穴治療。關元穴具有補腎壯陽、溫通經絡、理氣和血、補虛益損、壯一身之元氣的作用，古今都把它作為保健的要穴。

　　艾灸關元的最好時機是在夏秋之交（立秋後的兩個月內），相當於北京地區的 7 月底到 9 月中。隔日灸 1 次，或者每月連續灸 10 次。冬春兩季除去特殊原因，盡量不要去灸關元穴，因為冬主收藏，春主升發，灸多了反而會洩精氣。

　　關元穴在下腹部，身體的正中線上，臍下 3 吋。採用仰臥的姿勢，將手四指併攏，置於臍下橫量，在手小指的下緣處即是該穴。艾灸時，艾條距離皮膚 2~3 公分，使局部有溫熱感不灼痛為宜，每次灸 15~30 分鐘，灸致局部皮膚紅暈為度。

　　艾灸之法除了灸關元以外，還可以用艾條灸足三里、三陰交。俗話說：「常灸足三里，勝吃老母雞。」足三里是足陽明胃經的合穴，多氣多血。艾灸足三里可以增加胃腸蠕動，強壯脾胃。一個星期灸一次，一次 20 分鐘。足三里是個強身健體的大穴，此穴多氣多血，主人後天之氣。

　　日本德川時代有位 174 歲老人在回答他的長壽之術時說：「我家祖傳一個方法，每個月的月初，連續八天用艾灸足三里穴，堅持不斷，就能長壽了。我現在 174 歲，妻子 173 歲，兒孫皆已過百歲。」所以後來灸足三里能長壽也隨之廣為人知，後來形成了日本的一個習俗。其實日本人灸足三里保健的方法來自於中國，早在隋唐朝時期的醫學著作裡就有灸足三里治病養生的記載。

　　三陰交是肝、脾、腎三條陰經相交會的一個聚合點，艾灸此穴有從陰引陽之意，補益陰精，長期灸這個穴位對肝、脾、腎都有補益固攝的作用，可祛濕濁、降血脂，還可以用來治療脂肪肝。女人腰膝痠軟、白帶增多、月經不調，都可以灸這穴位來治療。方便的話還可以請別人幫忙灸一下腎腧穴，此穴可以緩解疲勞、溫補腎陽，有強腎壯陽之功效。

（五）灸法的禁忌和注意事項

進行養生灸的時候需要特別注意兩點：第一不能喝酒，第二不能生氣。

最忌諱的是生氣，因為經脈在通暢的情況下，突然生一口大氣，會使疾病順著通暢的經脈一下子進入裡面去，造成更深的病。另外，艾葉本身是有毒性的，燃燒艾葉的療法要適當，不能長期使用。

古代進行艾灸治療時，是用「壯」來記錄治療時間的。古時候艾灸治療時，使用的是艾絨做的圓錐形的艾灸炷，一壯就是指這種艾灸炷從點燃到燒完的時間。

我們現在多是在藥店買的加工規格很標準的艾灸條，因此現在治療所需要的時間也改成用分鐘來計算了，一般都是灸 10~15 分鐘。

○ 靜養生智慧

靜養過程中的精神內守和入靜並非靜坐那一時的靜。「靜者，非練的靜而能常時靜也」。只有一天 24 小時均能保持靜態，行走坐臥不離，不練而練，不為而為，不功而功，不空而空，才能使自己的健康和功夫更快地上長，才能做到與萬物保持一種永久的愛心，慈悲為懷，以德報怨，對萬事保持一種寬容的態度，遇事不怒。

人生一世要襟懷坦蕩，公正無私，光明磊落。有道德修養的人，必須時時、事事做到控制自己的精神，冷

靜、客觀地處理各種事物，對於任何重大變故和日常生活中所遇到的各種複雜問題，都要保持穩定的心理狀態和達觀的處世態度，順應事物的自身規律去解決問題。

（一）控制心神，避免耗散

「聚精在於養氣，養氣在於存神。神之於氣，猶母之於子。故神凝則氣聚，神散則氣消。」這說明神對精和氣有支配作用，所以養神、存神十分重要。「精神內守」強調了精神的安定對人體健康的重要作用。「內」針對外而言，「守」是堅守、保持的意思，意即精神守持於內，人怎麼會得病呢？

《黃帝內經》在談到人如何衰老時，明確指出：「不時禦神，務快其心，逆於生樂，起居無節，故半百而衰也。」這裡的「半百而衰」，即是過早衰老，而引起衰老的關鍵原因就在於「不時御神」，即是指不善於控制自己的精神，為貪圖一時的快樂，違背生活規律而取樂，則有害於身心健康，促使人體過早衰老。

精神耗散，不能守持於內就會引起衰老，這是因為「神者，血氣也」，即氣血是神的物質基礎，大量、過分地耗散精神，可以使氣血損耗，從而導致衰老。事實證明，一個經常大哭大鬧、喜笑過度的人，是不會長壽的。

壽世青在《養心說》裡說：「未事不可先迎，遇事不可過憂，既事不可留住，聽其自來。應以自然，任其自去，忿怒恐懼，好樂憂患，皆得其正，此養心之法也。」「精神內守」的中心意思是要人們對外部環境事物要採取

安靜平和的態度，對外界各種事物要順其自然，千萬不要
為各種瑣事傷透了腦筋、費盡了心機、挖空了心思而傷害
到健康。

（二）「高下不相慕」，避免嫉妒

「高下不相慕」是《黃帝內經》裡一句重要養生格
言，意思是人們社會地位有高低，但都不要相互傾慕而各
安於本位。在現實生活中，要真正做到「高下不相慕」是
非常困難的。

自古以來，不少人為了高官厚祿互相殘殺，連腦袋
都丟了，還談什麼養生呢？還有一些人，不但嫉妒比自己
地位高的人，甚至連別人的才華、品德、名聲、成就、相
貌等強於自己時，都覺得不舒服。這種人常常會產生一種
「無名火」，使心境抑鬱，情緒煩躁。

現代研究表明，妒火中燒之時，體內會發生一系列
變化，如交感神經興奮性增強，血壓升高，血清素的活性
水平降低，因而引起機體免疫功能紊亂，大腦機能失調，
抗病能力下降。

我們人性中的最大的弱點之一就是喜歡與別人比
較，本來很好的東西，也覺得很不如意。要知道自己擁有
的才是真擁有，才是給本人帶來快樂的源泉。

靜坐養生的習練最忌諱跟別人比較，一比較就容易
起分別心，分別心能引導人誤入迷途，否定了自己本來的
美好東西，丟失了手中的寶藏。記住，每個人的人生，都
是一朵獨放的花朵，散發出自己獨特的芬芳。薔薇是不能

與牡丹比較的。

嫉妒的心理，簡單說來，就是人對別人在某些方面強於自己時所產生的一種羨慕、惱怒、無奈和悲傷的心理。嫉妒產生於與別人的比較，人正是在比較中才看到了別人高於自己的地方，才羨慕、才惱怒、才無奈、才悲傷、才產生嫉妒心理。

一個嫉妒別人的人，他首先在心理上就是一個弱者、一個自卑的人。正因為他自卑，所以才嫉妒。

嫉妒對人健康的傷害遠甚於其他不良心理，有加以克服的必要。消除嫉妒的根本方法是樹立正確的世界觀，加強思想意識修養，把羨慕的心理變成追趕的行動，對感情進行良性控制。還是「高下不相慕」「知足者常樂」好。

（三）應少私寡慾

少私寡慾是指減少私心雜念，降低對名利和物質的嗜慾。《黃帝內經》中主張「恬淡虛無」「志閒而少慾」。《紅爐點雪》則強調說：「若能清心寡慾，久久行之，百病不生。」事實證明，只有少私寡慾，精神才能守持於內，很難想像，一個私心太重、嗜欲不止的人，他的精神能夠安靜下來。

《太上老君養生訣》說：「且夫善攝生者，要先除六害，然後可以保性命延駐百年。何者是也？一者薄名利，二者禁聲色，三者廉貨財，四者損滋味，五者除佞妄，六者去妒忌。六害不除，萬物糾心，神豈能內守？」

○ 青春從四十歲開始

　　從中醫上講，人體可以由閉目養神的鍛鍊達到祛病健體、延年益壽的目的。這是經過時間證明的，閉目養神確實對一些疑難病、慢性病有其獨到治療作用，但也不要以為閉目養神是萬能的，什麼病都能治好，應當正確地認識閉目養神的功效和作用。

　　人得病容易，祛病難。不管是中醫、西醫，還是養生學，雖然各有所長但也都不可能什麼病都能治，什麼病都能治好，我們不能把話說絕對了。相信只要能認真地按照閉目養神的要領，持之以恆地天天習練就會有良好的治療和健身的效果。

　　疾病的治療和健康的獲得要靠自己持之以恆的習練，透過靜坐進行自我調整（內因）、按摩和中醫中藥等的調治（外因），使一些疾病得到減輕或者好轉，有的會痊癒。

　　其實我們也都瞭解健康的獲得內因是基本，外因是條件，外因要由內因起作用，不能光靠按摩和中醫中藥等外力。對於閉目養神，如果我們不認真練習，往往只能在一個時期緩解病狀，並不能根除。即使再著名的大夫、專家和大師，也不能短期或者當時就治癒長期積累形成的疾病，因此還是要靠自己持之以恆地靜養來鞏固。

　　靜養對以下六大方面的疾病有療效（或症狀減輕，或好轉，或痊癒）：

1. 靜養可加強人體免疫機制，增強抵抗能力，故對紅斑狼瘡、慢性肝炎、類風濕等疾病有一定療效。

2. 神經系統（包括腦）的疾病，主要對精神分裂症、癔症、神經性頭疼等疾病有一定療效。

3. 各種婦科疾病。

4. 心腦血管系統的疾病，重點是偏癱、中風、高血壓、心臟病等疾病。

5. 骨傷科疾病，重點是老年性腰腿病、骨質增生等疾病。

6. 消化系統疾病，重點是由於腎虛、脾胃不和引起的疾病。

現代人基本上是從中年開始，才逐漸領會「健康」二字的重要性，才對自己年輕時耗散健康的行為有所悔悟。而靜養，不論何時何地進行，都為時不晚，所以說「青春從四十歲開始」一點也不為過。

（一）靜以養顏

閉目養神有美容養顏及其抗衰老的獨特效果，已逐漸被人們所接受並得到廣泛的應用。

十多年前我去上海，住在某演員家中，女主人當年48歲，以前做過子宮肌瘤的手術，臉色不是太好，總需要化較濃的妝來掩飾。習練閉目養生法以後半年，臉色紅潤水嫩，比很多二十多歲女孩的臉色都好，還居然收到了小男生的鮮花和追求信，把男主人高興得逢人就講，也吸引了很多同事積極投身到閉目養生的靜坐中來。

因為演員的職業實際是最沒有生活規律，也最易傷到身體的一項工作，即使很年輕的演員也往往需要好方法去留住健康和朝氣。

（二）選擇一項柔和的有氧運動

運動與長壽有著密切的關係。我們的祖先早就發現，適度的運動是養生的必然要求。古人把以肢體操練為主的養生運動稱為「導引」，常與意念、呼吸、自我按摩等方法相結合，以調攝精神，舒暢情志，增強體質。

長沙馬王堆漢墓出土的《導引圖》，繪有導引姿勢四十餘種。晉代葛洪《抱朴子・別旨》說：「或伸屈，或俯仰，或行臥，或倚立，或躑躅，或徐步，或吟，或息，皆導引也。」

漢代華佗所倡導的五禽戲也是導引術的一種，它模仿虎、鹿、熊、猿、鳥五種動物的動作和神態來進行健身，是我國古代最有代表性的健身運動。宋代出現的八段錦健身操影響也較大，後世流行的八段錦、十二段錦、十六段錦都由此衍化而來。

古人倡導的「導引」具有形神皆備、動作柔和、強度適中的特點，對現代人來說，就是最好的有氧運動方式。

◎ 閉目養神帶來老有所樂

透過閉目靜養的鍛鍊可以使人在高度的靜中恢復臟腑

功能的平衡，提高腎臟功能，促進脾胃消化吸收和肝臟的造血機能，然後才能讓心臟順暢地把血液供給全身，最終加速血液循環，達到健身和挖掘、去除潛伏病因的目的。

　　每一位中老年人都經歷過滄桑歲月，因為寒、熱、虛、實、氣潛伏在身體中，各種病因潛伏在身體臟腑中，而人們自身往往沒有發覺，原因在於當時年輕，抵抗能力還能夠抵抗得住這些病因的存在，使得他們不能侵蝕我們的身體，所以你沒有感到你身體不適。

　　隨著年齡的增長，我們的抵抗力在逐漸下降，尤其在 40 歲至 60 歲之間是疾病多發期，人們容易得這些、那些疾病，也就是俗話說的「人過四十天過午」，人過中午以後，人體就隨著這個自然規律而出現老化和疾病，而透過閉目養神的習練，有些人特別是中老年人可能感到這兒痛、那兒癢，這兒脹、那兒麻等，這個現象的存在，實際上是在通經絡的過程，是在改善自身素質的狀況中，是一個良好的現象，不要驚慌。

　　有些人往往誤認為施行靜養自己反倒添了病了，這個時候，應該說你們意識到這是因為自身刻苦靜養，透過加速體內氣血循環以後，才把大家不知道的身體潛伏病挖掘出來，這個時候更應該加長靜養的時間。

　　經過繼續習練，讓身體的不適過去以後，經絡就會通暢，然後就能慢慢換來一個好身體。

　　雖然中老年人經歷的這個痛苦的時間通常比年輕人長，但因為他們更容易堅持和刻苦習練，效果往往比年輕人還好。

案例

　　北京燕山石化煉油廠工人程某，1990 年 58 歲時被醫院確診為骨癌擴散，兩腿漆黑，醫院建議截肢手術，他自己不願意老年在輪椅上度過，就多方求醫，找到楊老師。經過一年多閉目養神的習練，骨癌指標檢查正常，原先漆黑的腿慢慢變得正常。在經歷了一個多月氣衝病灶以後，身體素質上了一個大的台階。1992 年開始跟隨楊老師到全國各地推廣閉目養神法，他在幫助病人減輕病痛的同時，還實現了自身老有所為、老有所樂的價值，被各地的學員親切地稱呼為「大師兄」。

◯ 健康、事業可兼得的成功中年

　　中年人迫於工作、生活壓力，上有老下有小，夜裡熬夜加班是常有的事情，實際如此黑白顛倒的生活對肝、膽和腎臟等都會造成較大的傷害，長期下來還會對心腦血管造成傷害，甚至導致猝死。

　　此外正值事業黃金期的中年人往往面臨最大的社會競爭，經常處於一種緊張壓抑的生活狀態中，喜、怒、憂、思、悲、恐、驚這七種情緒往往頻繁變化，使得人體氣機紊亂、臟腑氣血失調，形成體內的瘀血和疾病等。所謂「心病還需心藥醫」，有不少人往往因為性格和心理層面的問題無法排解而造成對身體的傷害，這些疾病的治療還需要從心理上去解開心結。

2008 年 7 月，東莞的一位老闆 3 週前突然瀉肚、莫名高燒而住院治療，來北京開會之際順便找我問病。我告訴他其實他的病根在肝脾不和、肝氣逆沖於上，心病還需心藥醫，打再多的點滴，吃再多的藥都不對路，不能解決問題的。這時，他才實言相告，3 週前剛剛毅然跟結婚近20 年的妻子離婚，自己雖然沒有感覺，但婚姻的挫折還是帶給了他巨大的傷害。

我建議他每天閉目放鬆靜坐至少 30 分鐘，並結合吃沉香舒氣丸。後來他回到東莞吃了我建議的藥第二天就不再瀉肚了，精神也好多了。他感慨中醫的偉大，不但可以治療身體的問題，還能解決心理煩惱的問題。

2007 年春節前，我跟一對加拿大籍華僑夫婦一起吃飯，男的 38 歲，留學美國並獲得計算機碩士學位，畢業後到加拿大工作獲得綠卡，4 年前與夫人一起回國創業，目前是國內 JAVA 領域的著名專家，出版了三本專著，並被指定為國內各大學的教學參考書。因為過去艱辛的留學生活和辛苦的創業經歷，他自己非常擔心身體健康方面存在問題，也經常感覺這樣那樣的不舒服，但每年體檢指標又全都正常，實際上反倒更讓他擔心。

經過我的診斷，他是先天的肝腎陰虛（脈細數）、心血虛（脈細數）、肺火大，肺部因為遺傳的原因已經局部有些鈣化傾向（脈滑數），而且由於後天的勞累過度，生活沒有規律，已經造成三焦氣機紊亂、內分泌失調，身體嚴重透支了。

他說自己治療鼻炎 20 年了，在加拿大還花了幾千美

金給鼻子作手術，後來沒有效果而放棄了（其實他是遺傳的肺經火大，肺通鼻，應該是清肺火才能治好鼻炎。又是一例頭疼醫頭的病例，白花了美金不說，還白挨了一刀），最近總感覺異常疲勞和難受，體檢指標越正常自己心理越沒底，越害怕。

經過我的解釋他才真正認識到自己身體存在的危機，意識到自己潛伏疾病的嚴重性，並開始練習閉目養神法。之後，他的精力比以前更好了，事業也更順了。

收穫智慧的職場新人

職場新人碰到最多的是被領導訓斥、過度勞累、員工間的鉤心鬥角等，這些情況經常會給職場新人帶來身心方面的問題。如何解決呢？最好的建議是需要大家能夠有規律地生活起居，進行每天閉目養神的練習和相應的心理調節等。

從經絡學上講，子時（23 點～凌晨 1 點）是膽經的流注時間，即此時膽經氣血最旺，是人體進行大修的時間。這個時間人體最好進入睡眠休息狀態，如果把氣血挪為他用（如過多供應給大腦、四肢或者腸胃），人體新陳代謝的工作就無法順利完成，新鮮的氣血就無法順利生成，會嚴重影響丑時（凌晨 1 點～3 點）的肝經造血工作，長此以往會給人造成巨大危害。

所以，人如果想要身心健康，就一定要有規律地作息，養成良好的睡眠習慣，讓自己的五臟六腑能很好地生

發，脈絡暢通，身體自然就會健康。

人在靜養狀態下精神放鬆，呼吸、心率、血壓、體溫均相應降低，這種積累效應，自然能夠防治疾病，增進健康，延長壽命，身體健康者還可以增長智慧、開發潛能等，達到「形神兼養」的目的，也可以在靜坐過程中思考和反思自己工作、生活和學習上的問題，同時還可以積累人體精華之氣，強身祛病，增長高智慧。

調養情志，時時保持心平氣和是達到身心健康的重要途徑。現代疾病例如冠心病、高血壓病、腦血栓、癌症等都與心理情緒及社會環境有密切關係。俗話講百病氣上得。怒則氣上，喜則氣緩，悲則氣消，恐則氣下，驚則氣亂，勞則氣耗，思則氣結，然而「和」則氣順。人首先要自己與自己和，心平氣和，喜樂自生，自解、自樂、自逍遙。在日常生活中、工作中和養生中更提倡親和行為。

持之以恆地做到這些，職場新人就可以緩解自己的抑鬱情緒，達到身心健康的狀態。

天津有個 25 歲的男孩說，自己早上練閉目養神一個半小時，白天的精神就很好，晚上睡前練閉目養神一個半小時，入睡就很容易。他的一個朋友也是睡眠不好，他讓她也靜坐，她每天早上、晚上都坐一個半個小時，兩週後睡眠就好了，她媽媽還說她的皮膚越來越好了。另外，他覺得施行閉目養神的鍛鍊，還感觸到情緒對身體切實的影響，閉目養神可以讓身體趨於平衡。

他說：「大喜、大悲、大怒都會讓身體趨於一種不平衡的狀態，而人趨於平衡就會覺得舒服，不平衡了就不

舒服。」他身體寒氣重，有好多地方覺得堵塞，現在一般閉目養神一個半小時，身體就會覺得順暢多了。

◯ 靜養開啟健康生活

因為生病，結緣身心自然療法，開始閉目養神，從而開啟了健康生活，這並非傳奇，而是事實。以下是健康管理業界資深傳媒人楊某的真實記錄：

（一）一個血管瘤患者家屬的祝福

2010 年 4 月 21 日星期三 北京 天氣陰　8:17~10:30

血管瘤，祝福？是的，現在是清早，我沒有說夢話，我們全家和好友們共同經歷了這一切。「凡事自有美意」，真的一點沒錯!

感動與喜悅的經歷是這樣的：

2009 年 6 月，我先生的左手掌（虎口向內的地方）長了個凸起異物，透明狀，不疼不癢不影響工作和生活，只是有礙觀瞻罷了，我也就沒太在意。直到 6 月底前後，這個東東長到晶晶亮時，開始表皮破潰、出血，我們開始緊張了。

起初嘗試用酒精消毒，敷些雲南白藥粉，以消炎止血，可待到血痂乾了，不小心碰得脫落時就會再湧出血。我開始意識到這個問題有些嚴重。估計不是什麼好東西，得嚴加防範了，以免發生更為嚴重的後果。前後接連持續近 1 週時間，從最初一天出一次血，到嚴重時每天會流

2~3 次，比豆粒還大的出血口，每天反覆，不見好轉。我有些緊張，心中也默默祈禱。

一面挨個找我熟悉的醫藥、養生方面專家詢問對策，一面上網海搜各種相關症狀資料。有兩個問題是很關鍵的：到底是什麼問題，原因在哪裡？是否有自然康復的可能？

7 月 2 號在中國中醫科學院廣安醫院輾轉了幾個科室，最後經外科門診王醫生確認為左手血管瘤。診治方案為：手術切除。王醫生開了鹽酸利多卡因注射液、頭孢地尼膠囊。王醫生說：「這是很小的手術，不必擔心，5 分鐘就可以了。」

7 月的北京天氣很熱，要動手術，術後恢復是我擔心的，更擔心的是原因仍不明，此處切除後，是否會從其他地方再長出來呢，切總不是我們的最佳選擇。剛好先生當天單位還有事要處理，不便在當時進行，當時「5 分鐘就會好」的手術也就沒做，先生想過兩天再來。

回來當即向身邊的醫生朋友分別匯報醫生的診斷情況，進一步詢問可能的原因，請教解決方案。他們給我的診治方案基本相同，說這是臨床手術中最小的手術了。

陳飛松老師是消化科方面的中醫專家，他告訴我這是因肝毒累積過多，自體排毒的過程，當出血後，毒素會減少，待再累積到一定程度時，會隔段時間再出血。如果等身體這樣自動排毒在夏季容易引發感染，血管出血也有危險。從解決方案上講是可以中藥調理的，但為手上個小東東，喝中藥的話要幾個月，會很辛苦，手術會更快些，建議調養加手術治療。

　　手術，自從從事健康管理報導的工作以後，我對動刀子這類對抗性治療方案，是心有餘悸的，因為這並不能消滅問題的根源，還會引發其他不良後果。此時基本上決意不採用手術治療，以養為主的策略，但又擔心先生不能理解和接受，我決定請身邊的兩位健康管理專家親自指導、幫助。

　　專程拜訪了以靜養生的中醫傳承人、天津中醫藥大學博士研究生張海生，透過他的診脈，基本上明確了真實的成病原因：長期熬夜、伏案、飲食中垃圾食品過多、壓力過大、肝傷及嚴重等，說得先生直點頭。海生兄幾乎把過去我先生生活方式中的危險因素都一一點明出來，病因不說自明了，我心裡踏實多了，這些才是要解決的主要對象啊。海生兄也有針對性建議：以靜養生加補肝腎的中成藥調養，關鍵還是生活方式的改善。

　　營養革命系列叢書作者、著名健康管理專家西木博士是相識多年的好友，聽到我家裡的情況後，也結合露卡素有機生活的原則給了中肯的建議：「無糖低碳，有機生食，增加氮氧，營養補充，隨遇而安。」我們一家人接受了好友們的自然康復方法的建議，開始了一種特殊時期的新生活。

　　對此提議，我先生居然欣然接受，說這是他幸福生活的開始。也就沒再提去醫院手術的事兒了。再提我心裡有多踏實了，至少他也願意用自然康復的方式來解決問題了，現在回想主要是以下幾方面的改善：

　　喜樂的心就是良藥：從那時起，我開始挑戰 21 天「不抱怨」行動，以免無形中給家人增加負面心理影響，

自此他的耳根子清靜了不少。現在想想，過去我常把工作和生活的壓力和不快當作抱怨傾倒給家人真是很虧欠啊，先生手上這個東東長出來應該有我一半的原因。每天我們就都有了安靜身心靈修的時間，基本是每天清晨靜養。寧靜出智慧，經過一段時間的新生活，方體會到心病還需心藥醫的道理。

「你要保守你心，勝過保守一切，因為一生的果效，是由心發出。」《聖經箴言書》第 4 章第 23 節這句話也自此深深刻在我們心裡。與您共勉！

飲食：我們增加了生食的量和質，在陽台上還專門種了益於養肝的蒲公英、苦苣，這樣每天就可以吃到真正新鮮的蔬菜。生食種類每餐前至少有 2 種以上，烹調少了很多過去愛吃的煎、炸、炒，增加魚、肉、蛋的量，但相對口味較從前清淡。平時喝薏米水去濕毒，主食會以自製的雜糧面饅頭為主，也吃得很少，偶爾饞米了才給他吃極少二米（大米加小米）飯、紫米飯，雖有些不適應，但知道是為了他康復好也湊合著吃了，真正現在才有些適應。

運動：有脂肪肝康復的那段時間，更多依賴營養補充劑，忽略了運動，現在也適當增加了活動量，基本上以戶外快走為主，待手能保持一段時間封口的時候，才開始下水游泳。

說到藥，我唯一用到的藥就是雲南白藥的粉劑，主要是防出血時感染，海生兄建議的中藥跑了幾家藥店沒找到，試圖使用鴉膽子過制破口也未能買到此中藥，最後是甚至連抗生素都沒有用。

　　這期間基於手不方便，每天都不用先生做家裡的任何事情，單位裡也少一些操心，他很享受這樣的幸福時光，我也擁有了很多鍛鍊的機會，增加了不少的運動量。經過海生兄和西木博士的親自指導，歷經近 2 個月的努力，感謝上帝，奇蹟終於出現：不再出血，破口日漸癒合，血管瘤順服了。完全自癒，到現在未曾再發作過。目前手上已經看不出曾有血管瘤的痕跡，若是手術，留個疤痕是很正常的。

　　凡事自有美意! 要「常常喜樂，凡事謝恩」，每每想起經歷的這一切，深深體會「得救在乎歸回安息，得力在乎平靜安穩」這句話的深意所在。沒想到莫名手上長了個怪東東，沒想到病是由心生，康復中才發現喜樂的心就是良藥；沒想到從此開始了健康的生活方式，知道如何把健康掌握在自己手中。健康、幸福是自己的事情，與任何人都無關。

　　我們一家人的確經歷了這一切，體會到血管瘤這樣一個禮物所帶來的真實祝福：健康是可以管理的! 凡事自有美意：從那以後我甚至感謝一切身體與心理上的不適情況出現，思想這些禮物的真實美意是什麼。

　　在此感謝廣安醫院的王醫生幫助確診，特別感謝好友張海生、西木博士、陳飛松、康云在自然康復的過程中所給予的關切和指導，沒有他們的耐心與幫助，我們沒有勇氣面對這一切，感謝上帝預備這一特別的禮物和祝福。人的心病確實要通過身病醫，身病有時也要通過心藥醫。感謝我們一同經歷了這一切：一個血管瘤患者家屬的祝福。

　　作者博客：http://blog.sina.com.cn/healthcare

參考文獻

1. 孔令謙.養生到底養什麼.北京：機械工業出版社，2010:36—40.

2. 丁繼華.中國傳統養生珍典.北京：人民體育出版社，1999:18—40.

3. 丁光迪.太清導引養生經.養性延命錄.北京：中醫藥出版社，1993:9—28.

4. 陶弘景.養生導引秘籍.北京：中國人民大學出版社，1990:36—58.

5. 顧衛.研究心主神明理論的臨床意義【J】.中醫藥學刊，2004,22（3）：511—547.

6. 【元】邱處機。.頤身集.內功圖說.北京：人民衛生出版社，1982:22—36.

後　記

　　世界衛生組織研究發現，影響個人健康和壽命的因素主要有下面幾項：生活方式占 60%、環境因素占17%、生物學因素占 15%、衛生服務占 8%，其中行為與生活方式因素主要包括不合理飲食、吸菸、酗酒、久坐而不鍛鍊、精神緊張、生活秩序紊亂、吸毒、性亂等；環境因素包括自然環境和社會環境；生物學因素主要包括遺傳因素和病原微生物、寄生蟲的致病因素；衛生服務因素則主要指衛生保健系統和醫療服務的水準與品質。

　　在中國，前三名的死因分別為惡性腫瘤、腦血管和心臟病，這些疾病是由生活習慣和不良衛生行為所引起的。正因為此，世界衛生組織在《關於 21 世紀的報告》中說，要把現在對疾病的研究，轉向健康的研究，而且更強調人體自我康復能力的研究。

　　我個人 25 年中醫養生的體會：要想獲得身心健康、人與自然和諧、家庭和諧和事業成功並最終實現健康人生的方法，需要關注以下幾件事：中醫閉目養神 30%、均衡營養（食養）15%、正常的起居（睡養）15%、良好的心態 20%（情志養）、合理的藥物等治療 10%（藥養）、經絡調理運動 10%（動養）。

　　1990 年經親戚介紹我有幸拜見並結識了河北涿州五代家傳中醫大夫楊玉峰師傅學習中醫及中醫養生。開始只想自我調養強身健體，楊師傅尤其擅長治療婦科腫瘤及各

種疑難雜症，在北京及河北一帶聲名遠播，收徒很少，我因為與師傅特別投緣、一見如故而被收為入室弟子。隨侍在師傅身邊 5 年學習中醫養生，感悟很深，很快就掌握了中醫診療方法，效果也非常明顯。

1993 年我又隨楊玉峰師傅的兒子——六代家傳中醫大夫楊軍老師深入學習中醫及中醫養生至今，盡得其家傳中醫精髓。楊玉峰師傅和楊軍老師都深得家傳中醫的要旨，給病人看病從不先問病，完全憑自己的望聞問切來斷病，可以把病人過去所得疾病全部診斷出來，獲得病人認可後再用方下藥。

楊玉峰師傅恪守醫德，需要開藥時總是點到為止，家境貧窮的還無償施藥給對方，不需要用藥的只把自己家傳的中醫閉目養神法告訴對方，經過靜養慢慢恢復健康，絕不掙昧心錢。楊軍老師更是盡量給患者開中成藥，中病即止，重點推廣其家傳的中醫閉目養神法，並且以教授弟子為主，在全國帶出眾多中醫養生和理療的高手，使病患者少花錢、少受罪而能獲得健康。因此兩位師傅都弟子如雲，全國各地慕名前來求醫問藥的病人絡繹不絕。

兩位師傅在積極推廣中醫閉目養神法的同時，也都是中醫閉目養神的實踐者、身體力行者，他們都長期遵守晚 21 點睡覺，早 5 點起床靜養的良好習慣，每天早上起床後即靜養 3 個小時。

2008 年 9 月我遵師命每週末開設中醫閉目養神公益講座及閉目養神輔導活動，先後免費為近 3 000 人推廣、講解和輔導中醫閉目養神法。

　　最初跟隨兩位師傅學習中醫及中醫養生的目的是為了強身健體、恢復健康，好服務於自己的學習和工作。1992 年我父親因為腦溢血而突然去世，那個時候才迫切感受到死亡的威脅，對父親疾病的無奈和無助讓我更加堅定地努力學習中醫和中醫養生，既為自己和親人的健康，也希望能夠有機會幫助其他人避免和緩解生離死別的痛苦。近 20 年來，母親和我除了天天堅持閉目養神（至少30 分鐘）外，還結合睡養、食補、藥補、調理情志，維持正常的起居和適當的運動，一直保持著良好的健康狀態和年輕態。

　　後來隨著學習中醫閉目養神時間的增長，發現在老師的指點和支持下我還學到了很多做人做事的方法和原則，領悟了許多人生的哲理，幾乎每十年思想境界就能上一個台階。兩位師父的功德實在是恩同再造。

　　在我而立之年的生日那天忽然有所感悟，在接下來的一個月我萬緣放下，如痴如醉般地通讀家中收藏的所有佛家、道家和儒家的經典，心中的狂喜無法用語言來表達。不惑之年經過努力完成了這本《閉目養神》書稿的編寫。在整理兩位師父的中醫養生思想及自己的感悟過程中，將中醫、醫學科學、人體科學思想融會貫通，並體現在書稿中。

　　書稿寫作過程中得到了我的兩位博士生導師——天津中醫藥大學羅根海教授及北京中醫藥大學張其成教授的悉心指點，改版的撰寫也獲得了我的博士後導師中國中醫科學院廣安門醫院副院長汪衛東教授的指導，以及國醫大

師、中國中醫科學院陸廣莘教授的指點，其中也融入了很多他們的中醫養生及哲學思想。

在我開始推廣中醫閉目養神法的這 8 年裡，很多的領導、老師和朋友給予了我無私的支持和幫助，如北京大學校友會秘書長高超老師、原北京大學 MBA 校友會會長張勇博士、清華大學科技園的文化總監李林先生、北京財富時代諮詢公司的董事長岳川博學長。特別要感謝北京四海孔子書院的董事長馮哲先生，長期無償地將「百合素食」的場地提供給我，使得我有一個可以與大家交流中醫閉目養神的平台。

生遠堂創辦 6 年多來，得到了各級領導、社會各界團體及個人的大力支持，以及中國保健協會的李萍副秘書長、國家發改委的胡蕊老師、中國建設集團的周建忠經理這幾年關心和幫助。還有包頭的老幹部於湘竹女士、計瑞萍女士、周小玲女士、許勇先生等，中國石油物探原地調處處長高起長先生，閻慶彬先生，王彥娟女士，于克利老先生，朱桂珍女士，中國石化集團公司耿守彬先生，河北宣化李廷庫，涿州梁秀明、張玉玲、徐安民、石本立、劉景芳，山西郭滿倉，中國石油天然氣股份有限公司華北油田分公司閆洪義，天津郝春香、馮慶富，北京魏瑾、閆松濤、張玉芬、吳華英、楊澤、韓瑞鳴、李燕強、朱福垠、洪素榮，湖北田國帥，廣州宋立彪，衡水馬慧領、王鳳來、馬良，綏化於長香，長春張榮臣，以及秦皇島的張會安、劉錦麗、張迎軍、張鳳琴、劉小鎖等，另外還有許多沒有提到的同事都付出很多的時間精力，在此表示衷心的

感謝！

　　書稿的撰寫和編輯過程中得到了山西科學技術出版社張延河老師、郝志崗老師和呂雁軍老師的幫助和指點，使得本書得以越來越完善，更加貼近大眾的需求，在此表示衷心的感謝。

　　最後要感謝的是我的母親郭迺鳳女士，20 年來母親跟我一起學習中醫養生，陪我一路走來，與我一起面對各種挫折和困境，幫我分析、排解苦悶和煩惱，鼓勵我勇往直前，去實踐健康人生的理想，可以說是母親無私的關愛成就了今天的我，謹以此書獻給我的母親！也衷心祝願天下所有的父母安康快樂！

　　　　　　　　　　　　　　　　　於北京生遠堂

養生保健 古今養生保健法 強身健體增加身體免疫力

歡迎至本公司購買書籍

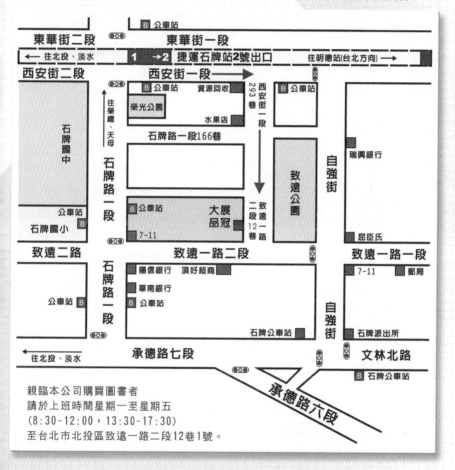

親臨本公司購買圖書者
請於上班時間星期一至星期五
(8：30-12：00，13：30-17：30)
至台北市北投區致遠一路二段12巷1號。

建議路線

1.搭乘捷運
　　淡水信義線石牌站下車，由月台上二號出口出站，二號出口出站後靠右邊，沿著捷運高架往台北方向走(往明德站方向)，其街名為西安街，約80公尺後至西安街一段293巷進入(巷口有一公車站牌，站名為自強街口，勿超過紅綠燈)，再步行約200公尺可達本公司，本公司面對致遠公園。

2.自行開車或騎車
　　由承德路接石牌路，看到陽信銀行右轉，此條即為致遠一路二段，在遇到自強街(紅綠燈)前的巷子左轉，即可看到本公司招牌。

國家圖書館出版品預行編目資料

閉目養神身心療法——中醫臟腑經絡調理／張海生著.
——初版，——臺北市，品冠文化，2020 [民 109.08]
面；21公分—（休閒保健叢書；47）
ISBN 978-986-98051-1-7（平裝）
1.中醫 2.經絡療法 3.養生
413.165 109008050

【版權所有・翻印必究】

閉目養神身心療法—— 中醫臟腑經絡調理

著　　者／張海生
責任編輯／張延河
發 行 人／蔡孟甫
出 版 者／品冠文化出版社
社　　址／臺北市北投區（石牌）致遠一路 2 段 12 巷 1 號
電　　話／（02）28233123，28236031，28236033
傳　　真／（02）28272069
郵政劃撥／19346241
網　　址／www.dah-jaan.com.tw
E - m a i l／service@dah-jaan.com.tw
登 記 證／北市建一字第 227242 號
承 印 者／傳興印刷有限公司
裝　　訂／佳昇興業有限公司
排 版 者／菩薩蠻數位文化有限公司
授 權 者／山西科學技術出版社
初版 1 刷／2020 年（民 109）8 月

定價／380元

●本書若有破損、缺頁請寄回本社更換●

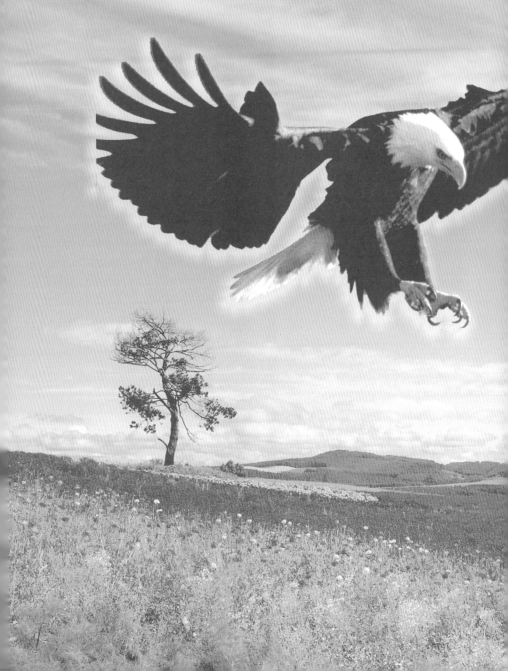

大展好書　好書大展
品嘗好書　冠群可期

大展好書　好書大展
品嘗好書　冠群可期